大型药学知识普及丛书

药, 你用对了吗

——肿瘤用药

总主编　许杜娟

主　编　秦　侃

科 学 出 版 社

北　京

内 容 简 介

本书分为上、下两篇,分别介绍了7种实体肿瘤和5种血液肿瘤规范治疗的口服抗肿瘤药物。此外,附二维码介绍肿瘤日间病房一些注射用抗肿瘤药物,以及肿瘤治疗辅助药物,包括镇痛镇静药物、止吐止泻药物、营养支持药物、升白细胞药物及抗肿瘤中药。全书围绕肿瘤治疗中的一些常用药物,重点介绍这类药物口服剂型的合理应用,从患者的角度将大众普遍关注的有关肿瘤合理用药方面的问题进行归纳整理,以较为通俗的语言编写了用药案例解析和用药常见问题解析。

本书既秉承科学性,又兼顾可读性,力求做到易读、易懂,可供肿瘤患者及其家属、临床肿瘤专科医务人员随时参考、查阅。

图书在版编目(CIP)数据

药,你用对了吗:肿瘤用药 / 秦侃主编. — 北京:科学出版社,2018.9

(大型药学知识普及丛书 / 许杜娟总主编)
ISBN 978-7-03-058464-9

Ⅰ. ①肿… Ⅱ. ①秦… Ⅲ. ①肿瘤-用药法 Ⅳ. ①R730.5

中国版本图书馆CIP数据核字(2018)第179445号

责任编辑:闵 捷 周 倩
责任印制:黄晓鸣 / 封面设计:殷 靓

科 学 出 版 社 出版
北京东黄城根北街 16 号
邮政编码:100717
http://www.sciencep.com

南京展望文化发展有限公司排版
江苏省句容市排印厂印刷
科学出版社发行 各地新华书店经销
*

2018 年 9 月第 一 版 开本:A5(890×1240)
2018 年 9 月第一次印刷 印张:5 1/8
字数:109 000
定价:30.00 元
(如有印装质量问题,我社负责调换)

写给读者的话

亲爱的读者:

您好! 感谢您从浩瀚的图书中选择了"大型药学知识普及丛书"。

每个人可能都有用药的经历,用药时可能会有疑惑,这药是否能治好我的病? 不良反应严重吗? 饭前吃还是饭后吃? 用药后应该注意些什么? 当然您可以问医生,但医生太忙,不一定有时间及时帮您解答;您也可以看说明书,可说明书专业术语多,太晦涩,不太好懂。怎么办? 于是我们组织多家三甲医院的临床药师及医生共同编写了本丛书,与您谈谈用药的问题。

药品是指用于预防、治疗、诊断人的疾病,有目的地调节人的生理功能并规定有适应证或者功能主治、用法和用量的物质。但药品具有两重性,其作用是一分为二的,用药之后既可产生防治疾病的有益作用,亦会产生与防治疾病无关甚至对机体有毒性的作用,即通常所说的"是药三分毒"。因此,如何合理地使用药品,从而发挥良好的治疗作用,避免潜在的毒副反应,是所有服用药品的患者所关心的问题,也是撰写本丛书的出发点。

本丛书选择了临床上需要通过长期药物治疗的常见病、多发病,首先对疾病的症状、病因、发病机制作简要的概述,让您对疾病有基本的了解;其次介绍了治疗该疾病的常用药物,各种药物的药理作用、临床应用、不良反应;最后我们根据多年临床经验及患者用药问题的调研对患者用药过程中存在的疑惑,以问答的形式解惑答疑。此外,文中还列举了临床上发生的典型案例,说明正确使用药品的重要性。

　　本丛书涵盖的疾病用药知识全面系统,且通俗易懂。广大患者可以从本丛书中找到自己用药疑问的答案。本丛书对于药师来说,也是一本很有价值的参考书。

许杜娟

2018年6月6日

如何阅读本书

　　本书的编写目的是指导读者了解肿瘤治疗药物有效性、安全性方面的内容，从而提高肿瘤患者的用药依从性。如何正确地阅读是掌握本书内容的关键，两大部分的章节分别采用同样的格式来写，读者可以尽快找到自己感兴趣的内容。下面简单介绍一下阅读本书的方法。

　　首先，正文内容主要介绍的是肿瘤治疗药物，读者只要找到相应的肿瘤名称，就能了解治疗该肿瘤常见药物的适应证、禁忌证、服用时间、不良反应及储存条件等信息，从而帮助读者更容易地掌握这些药物的特点。还有一些固定的项目用以提高患者用药依从性，如联合用药注意事项、药物与饮食，告知患者哪些药物和食物可能会对抗肿瘤药物产生一定的影响，在使用过程中应当注意尽量避免同时服用，或者在同时服用时应密切监护，以免产生相互作用影响疗效。另外，由于老年人、妊娠期及哺乳期妇女、儿童及肝肾功能不全的患者生理上的不同，对药物的反应也各不相同。因此，特殊人群用药指导主要是针对不同人群的正确服药方法给予指导。

　　其次，二维码部分主要介绍肿瘤日间病房及肿瘤治疗的辅助药物。针对肿瘤的药物治疗可能出现一些不良反应,会长期或暂时影响患者的生活质量,限制化疗的剂量和疗程从而影响疗效,重则危及生命。本书中介绍的辅助用药,每一类药物都可以用来改善肿瘤治疗带来的不良反应,尽可能提高抗肿瘤治疗的安全性,提高患者生活质量。读者想对此类药物加深了解,均可在治疗目标、常用药物、药物配伍或联合用药、用药指导等项目下找到相关内容。

每章后面的案例解析和问答部分是本书的一大特点,建议读者关注。

用药案例与解析中的案例多为临床上常见的一些患者错误用药案例,具有一定代表性,读者可以通过阅读这些案例,提高用药依从性。

用药常见问题解析是从患者的角度将有关肿瘤合理用药方面的问题进行归纳整理,以较为通俗的语言予以解答。

由于肿瘤用药的个体化,建议读者在使用本书涉及的药物时,认真阅读药品说明书,并在医师或药师的指导下使用,不可简单照搬书本的用法与用量,在服药过程中一旦出现不适症状或不良反应,应第一时间就诊,以确保用药安全。

秦 侃

目　录

疾病五　宫颈癌

疾病六　甲状腺癌

疾病五　急性早幼粒细胞白血病

附　录

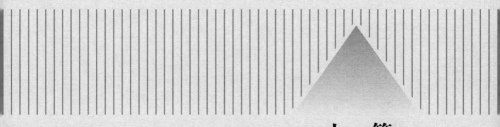

上 篇

实体肿瘤

疾病一　乳腺癌

疾 病 概 述

概述

　　乳腺癌是指发生于乳腺上皮或导管上皮的恶性肿瘤。全世界每年约有167万妇女发生乳腺癌,约有60万妇女死于乳腺癌。北美、北欧为高发区。我国属低发区,但发病率也逐年上升,京、津、沪及沿海地区为我国乳腺癌高发。乳腺癌主要发生于女性,为城市女性恶性肿瘤发病率第一位,男性乳腺癌仅占1%左右。20岁以前少见,30岁以后发病率逐渐上升,40~50岁较高,绝经后发病率继续升高。

发病原因

　　乳腺癌的病因尚不完全清楚,可能与以下因素有关。

　　(1)遗传:遗传是重要的危险因素,有乳腺癌家族史的人群患乳腺癌的风险显著升高。其亲属患病年龄越小,乳腺癌发生风险越高。

　　(2)生殖因素:初潮年龄小、停经年龄晚、月经周期短、第一胎足月妊娠年龄晚、哺乳时间短,乳腺癌发病的危险性大。

（3）性激素：乳腺癌与性激素有关，特别是雌激素，外源性雌激素摄入过多会增加乳腺癌的发生危险。

（4）营养与饮食：高脂饮食、肥胖、饮酒增加乳腺癌发生概率。

（5）环境因素：乳腺癌发病与电离辐射有关。

临床表现

早期乳腺癌多数无明显症状，多是患者无意中发现或健康普查时发现，常见症状如下。

（1）乳腺肿块：乳腺癌最常见症状，常为无痛性肿块，质地硬，活动度差。

（2）乳头改变：可有乳头溢液、乳头偏向一侧、乳头扁平、回缩、凹陷等。

（3）皮肤改变：皮肤粘连、皮肤水肿、橘皮样变、皮肤溃烂等。

（4）乳房疼痛：乳腺癌发展到一定阶段，有不同程度疼痛，表现为持续性或阵发性乳房刺痛或疼痛不适。

（5）淋巴结肿大：腋窝淋巴结肿大最常见，发生率达50%～60%。锁骨上及颈部淋巴结肿大为晚期症状。

预防与治疗选择

1. 预防选择

（1）Ⅰ级预防：病因预防。乳腺癌原因不明确，可能与营养饮食有关，注意避免摄入高脂饮食、减少肥胖、增加运动。

（2）Ⅱ级预防：临床前预防，筛查癌前病变或早期癌症病例。随着高发地区乳腺癌普查和早期诊断措施的推广，早期乳腺癌检出率明显上升。国际推荐对于40岁以上妇女每年进行乳腺癌筛查。

（3）Ⅲ级预防：临床预防或康复性预防。针对癌症患者，提高生活质量,减少并发症,防止致残,提高生存率。

2. 治疗选择　乳腺癌治疗包括手术、放疗、化疗、内分泌治疗、分子靶向治疗等多种治疗手段,个体化综合治疗是乳腺癌治疗的发展趋势。

(1)外科治疗:手术是乳腺癌的主要治疗手段之一,总的原则是尽量减少手术破坏,在条件允许下对早期乳腺癌患者尽力行保留乳房手术。

(2)放疗:是局部治疗措施,在加强局部控制、减少局部复发中发挥着不可替代的作用。保乳术后需进行全乳放疗,可降低2/3的局部复发率。

(3)内科治疗;根据治疗目的和时间的不同,将化疗分为术前化疗、术后化疗和晚期乳腺癌化疗三种方式。

(4)内分泌治疗:乳腺癌是一种激素依赖性肿瘤,内分泌治疗通过改变肿瘤生长所依赖的内分泌环境,使肿瘤生长得到抑制,是一种重要的全身治疗手段。

(5)生物治疗:乳腺癌生物治疗最成功的药物是曲妥珠单抗(赫赛汀,herceptin),它可显著抑制肿瘤细胞生长,与化疗联合应用可延长生存时间。

预后

乳腺癌是女性中最常见的恶性肿瘤,近年来,由于西方一些国家对高危人群乳腺癌普查,以及对乳腺癌术后患者采取全身辅助护理措施和新药物的发明,乳腺癌的病死率正以每年1.7%的比例下降,同时,对早期乳腺癌采取保乳术,大大地提高了生活质量。由此看来,随着科学的进步和新的治疗手段、新药物的出现,乳腺癌的治疗将会更加有效、便捷。

药 物 治 疗

🐛 治疗目的

乳腺癌是一种全身性疾病,手术与放射治疗对局部病灶有效,而对全身性微小转移灶或器官转移无效,药物治疗却能弥补这一缺陷,以降低患者的复发率,提高患者总的生存率。乳腺癌的药物治疗主要包括化疗、内分泌治疗及靶向药物治疗。

🐛 常用药物

1. 口服化疗药物　见表1。

表1　乳腺癌常用口服化疗药物的特点

常用药物	适应证	禁忌证	服用时间	不良反应	储存条件
卡培他滨	适用于晚期或转移性乳腺癌的单药或联合化疗;转移性结直肠癌、胃癌的一线用药	① 曾经对该药产生严重不良反应或对卡培他滨及其代谢产物有过敏史; ② 哺乳期及妊娠期妇女; ③ 重度肾功能不全; ④ 不应与索立夫定及类似物同时给药	每天分早、晚2次,于饭后半小时用水吞服。连用2周后停药1周	① 血液系统,如淋巴细胞减少症、贫血、中性粒细胞减少症和血小板减少症; ② 心血管系统,如心脏毒性; ③ 中枢神经系统; ④ 代谢系统; ⑤ 胃肠道反应; ⑥ 肝毒性; ⑦ 皮肤反应,如手足综合征	25℃密闭保存

2. 口服内分泌治疗药物　适用于晚期、复发性乳腺癌、激素受体测定阳性者,尤其是绝经后患者,手术到复发间期较长,皮肤、软组织及骨转移者。内分泌治疗的不良反应较化疗少,且其疗效较持久。

（1）抗雌激素药物：见表2。

表2　抗雌激素药物的特点

常用药物	适应证	禁忌证	服用时间	不良反应	储存条件
他莫昔芬（三苯氧胺）	①治疗女性复发性转移乳腺癌；②用于乳腺癌手术后转移的辅助治疗，预防复发；③不排卵性不育症	①对他莫昔芬过敏者禁用；②对胎儿有影响，妊娠期、哺乳期妇女禁用	治疗乳腺癌的常规日常剂量为20毫克，每天最大剂量不应超过40毫克	少数患者有不良反应：①胃肠道反应，如食欲缺乏、恶心、呕吐、腹泻；②生殖系统，如月经失调、闭经、阴道出血、外阴瘙痒；③皮肤情况，如颜面潮红、皮疹、脱发；④神经精神症状，如头痛、眩晕、抑郁；⑤血象，如偶有白细胞和血小板减少；⑥个别人有肝功能异常；⑦长期大量使用可出现视力障碍	室温（15～20℃）干燥处保存
托瑞米芬	适用于治疗绝经后妇女雌激素受体阳性或不详的转移性乳腺癌	患有子宫内膜增生症或严重肝衰竭患者禁止长期服用本品；禁用于已知对枸橼酸托瑞米芬及辅料过敏者	目前推荐一线治疗乳腺癌每次剂量为60毫克口服，每天1次，二、三线用药剂量分别为每天200毫克和240毫克。可在全天任何时间用药，若服药后引起恶心，可在睡觉前用药	不良反应轻微，主要为一过性可耐受的消化道反应，如恶心、呕吐、腹部疼痛不适、厌食、腹泻、便秘、食欲增加及抗雌激素反应，如面部潮红、阴道排物及阴道出血、眩晕、失眠等。偶发过敏、高钙血症、血栓栓塞、口痛、乳房痛、视力减弱、干眼、血小板减少、白细胞减少	常温下阴凉处保存

（2）芳香化酶抑制剂：芳香化酶抑制剂又分为非甾体类和甾体类。

1）非甾体类常用药物有氨鲁米特、阿那曲唑、来曲唑，见表3。

表3　非甾体类芳香化酶抑制剂的特点

药物分类	常用药物	适应证	禁忌证	服用时间	不良反应	储存条件
第一代	氨鲁米特	适用于绝经后晚期乳腺癌，雌激素受体阳性效果更好。对乳腺癌骨转移有效	妊娠期或哺乳期妇女禁用；对本品严重过敏者禁用	开始每次250毫克，口服，1天2次，1～2周后若无明显不良反应，可增加剂量，每次250毫克，1天3～4次，但每天剂量不要超过1 000毫克。口服8周后改为维持量，每次250毫克，1天2次。使用该药时应同时口服氢化可的松，开始每次20毫克，1天4次，1～2周后，减量为每次20毫克，1天2次	有嗜睡、困倦、乏力、头晕等中枢神经抑制作用，一般4周左右逐渐消失。皮疹常发生在用药后10～15天，多可自行消退。少数患者有食欲缺乏、恶心、呕吐和腹泻。偶可出现白细胞减少、血小板减少和甲状腺功能减退	避光，密闭，干燥处保存
第三代	阿那曲唑	主要用于绝经后晚期乳腺癌，一般用作二线或三线激素治疗	禁用于绝经前妇女、妊娠或哺乳期妇女；严重肾功能损害患者；中至重度肝病患者以及对阿那曲唑或任何组分过敏的患者	每次1毫克，每天1次，可长期服用，若病情恶化则停止服药	最常见的不良反应为无力、恶心、呕吐、头痛、潮热和腹泻	30℃以下保存

（续表）

药物分类	常用药物	适应证	禁忌证	服用时间	不良反应	储存条件
第三代	来曲唑	对绝经后早期乳腺癌患者的辅助治疗，此类患者雌激素或孕激素受体阳性或受体状态不明	对活性药物和(或)任意一种赋形剂过敏的患者。绝经前、妊娠期、哺乳期妇女	本品辅助治疗应服用5年或直到病情复发。推荐剂量为2.5毫克，每天1次	最常见不良反应为潮热、关节痛、恶心和疲劳	30℃以下贮藏

2）甾体类常用药物有第三代依西美坦，见表4。

表4 甾体类芳香化酶抑制剂的特点

常用药物	适应证	禁忌证	服用时间	不良反应	储存条件
依西美坦	用于经他莫昔芬辅助治疗2～3年后，绝经后雌激素受体阳性妇女的早期浸润性乳腺癌的辅助治疗，直至完成，共5年的辅助内分泌治疗；用于经他莫昔芬治疗后，其病情仍有进展的自然或人工绝经后妇女的晚期乳腺癌	禁用于已知对药物活性成分或任何辅料过敏者，以及绝经前和妊娠期或哺乳期妇女	成人和老年患者：推荐剂量为25毫克，每天1次，每次1片，建议餐后服用	最常见的不良反应为潮热、关节痛和疲劳	30℃以下保存

（3）孕酮类常用药物有甲羟孕酮、甲地孕酮，见表5。

表5　孕酮类常用药物的特点

常用药物	适应证	禁忌证	服用时间	不良反应	储存条件
甲羟孕酮	① 乳腺癌；② 子宫内膜癌；③ 前列腺癌；④ 肾癌	已知对本品或赋形剂过敏者忌用；血栓性静脉炎，血栓栓塞性疾病，严重的肝功能损害和因骨转移产生的高钙血症者忌用；月经过多、妊娠和已知对甲羟孕酮过敏者忌用。另外，正在接受治疗的糖尿病及高血压患者，需要小心使用	① 乳腺癌：每次500毫克，口服，每天2～3次；② 子宫内膜癌、前列腺癌：每次250毫克，每天1～2次；③ 肾癌：每次250毫克，每天1～2次，3～6个月为1个疗程；④ 改善晚期肿瘤患者恶病质，每次500毫克，每天1次，口服，4～8周为1个疗程	与其他孕酮类药物相似，甲羟孕酮可引起乳房疼痛、溢乳、阴道出血、闭经、月经失调、宫颈柱状上皮异位、宫颈分泌异常。也有肾上腺皮质醇作用，满月脸，类库欣综合征（Cushing's syndron）、体重改变和雄激素样作用、手颤、出汗、夜间小腿疼痛，偶有阻塞性黄疸	密闭、干燥处，于15～30℃保存
甲地孕酮	用于治疗绝经后的乳腺癌和晚期子宫内膜癌，对肾癌、前列腺癌和卵巢癌也有一定疗效，并可改善晚期肿瘤患者的厌食和恶病质	对本品过敏者禁用。对伴有严重血栓性静脉炎、血栓栓塞性疾病、严重肝功能损害和因骨转移产生的高钙血症患者禁用	① 一般剂量为每次160毫克，每天1次；② 高剂量为每次160毫克，每天2～4次	一般不良反应较轻，参见甲羟孕酮	密闭，避光保存

3. 口服靶向治疗药物　　见表6。

表6　常用口服靶向治疗药物的特点

常用药物	适应证	禁忌证	服用时间	不良反应	储存条件
拉帕替尼	用于联合卡培他滨治疗ErbB-2过度表达的,既往接受过包括蒽环类、紫杉醇、曲妥珠单抗治疗的晚期或转移性乳腺癌	妊娠期妇女禁用	推荐剂量为1 250毫克,每天服用1次,不推荐分次服用。饭前1小时或饭后2小时服用。如漏服1剂,第2天不需剂量加倍	不良反应主要为胃肠道反应,包括恶心、腹泻、口腔炎和消化不良等,皮肤干燥、皮疹,其他有背痛、呼吸困难及失眠等	

🌿联合用药注意事项

（1）口服降糖药和地塞米松等药可增加氨鲁米特的代谢速度,合用时应注意观察。

（2）氨鲁米特不宜与他莫昔芬合用,因疗效不增加而不良反应增加。

（3）香豆素类抗凝药可增加氨鲁米特的代谢速度,合用时应注意观察。

（4）卡培他滨与香豆素衍生物类抗凝药同时使用时,也应常规监测其抗凝参数,并相应调整抗凝剂的剂量。

（5）他莫昔芬可能会增加华法林或其他香豆素衍生物的抗凝作用。

（6）因托瑞米芬可引起高钙血症,因此避免与可引起高钙血症的药物,如与噻嗪类利尿剂合用。

（7）拉帕替尼可抑制CYP3A4和CYP2C8,并且主要由CYP3A4代谢,抑制此酶活性的药物能显著提高拉帕替尼的血药浓度。

（8）卡培他滨与苯妥英钠同时服用会增加苯妥英钠的血药浓度。

（9）含雌激素的药物不建议与芳香化酶抑制剂如阿那曲唑、来曲唑、依西美坦同时使用,因为雌激素会抵消此类药物的药理作用。

🍎 药物与饮食

建议卡培他滨餐后半小时服用,其他药物对饮食没有特别要求,建议每天按时规律服用。

🍎 特殊人群用药指导

1. 老年人用药指导　　以上列出的药物对老年人用药剂量未作特别说明,但需要注意的是,老年人肝肾功能多有不同程度的减退,与年轻患者相比出现不良反应的程度或概率更大,因此用药期间需加强血药浓度监测。

2. 妊娠期及哺乳期妇女用药指导　　以上列出的药物,妊娠期及哺乳期妇女均不建议使用。

3. 合并其他疾病的特殊人群用药指导

（1）关于卡培他滨对由肝转移引起的轻到中度肝功能障碍患者以及轻度肾功能损害患者不必调整起始剂量,但应密切监测不良反应。中度肾功能损害患者,建议起始剂量减为标准剂量的75%,具体请患者遵医嘱。

（2）糖尿病未控制合并感染患者不宜使用氨鲁米特。

（3）肝肾功能损害患者慎用依西美坦。

（4）有眼底疾病者禁用他莫昔芬。

温馨提示

（1）卡培他滨服用方法为早晚分2次于饭后半小时用水吞服。如果感到吞咽困难，可以将药片溶解于温水中，搅拌至溶解充分，然后立刻服用。一般一个疗程为连用14天，休息7天。

忘记服药：如果刚好是下次的服药时间，那么省去已经错过的药物，按照原来的服药计划继续服用药物。反之，尽快补上错过服用的药物，其后按原计划服用药物。不要为了补上错过服用的药物而双倍吃药。这样可能会出现不可预料的不良反应。

（2）氨鲁米特为芳香化酶抑制剂，用于绝经后的晚期乳腺癌，不适用于绝经前患者。

（3）来曲唑可降低血液循环中雌激素水平，长期使用可能导致骨密度降低。对于患有骨质疏松或具有骨质疏松风险的妇女，在使用本品进行辅助治疗前，应使用骨密度计量仪对骨密度进行评估，之后须定期检查。建议患者在治疗期间应定期检查骨骼密度，从而及时防止或治疗骨质疏松症。在应用本品过程中患者若出现与用药相关的疲乏和头晕，应避免驾驶车辆或操作机器等工作。

（4）芳香化酶抑制剂来曲唑、依西美坦等，运动员慎用。

 用药案例与解析

案·例·1

随意减小药物剂量

病史：刘女士，55岁，体表面积1.5米^2，右乳癌术后8年余。患者1周前复查肝脏CT提示肝转移，入院后行单药卡培他滨一次1.5克，一天2次口服化疗，服药2周，停药1周，每3周重复一次。从第2个疗程开始，因担心药物不良反应，患者未经医师同意，擅自将卡培他滨剂量减为0.5克，1天2次口服。

解析：① 不良反应：抗肿瘤药物卡培他滨确实有诸多不良反应。如对于血液系统，可致淋巴细胞减少症、贫血、中性粒细胞减少症和血小板减少症；对于心血管系统，如可诱发心脏毒性等；除此以外，还对中枢神经系统、代谢系统、胃肠道反应、肝毒性等有损害。药物是一把双刃剑，有治疗作用，也有不良反应。若出现严重不良反应，应及时就医，在医师的指导下减量、换药，切不可自行减量，以免错过了疾病最佳治疗时机。② 血药浓度：乳腺癌患者，在服用药物期间，应遵医嘱，按疗程定时定量用药，以达到有效血药浓度。血药浓度（blood drug level）系指药物吸收后在血浆内的总浓度。有效血药浓度是指达到治疗作用的血药浓度。药物吸收进入人体后，处于不断的代谢消除的过程中，若想维持有效血液浓度，就必须按疗程定时定量服药，才可达到最佳治疗效果。患者擅自将卡培他滨剂量减少，使血药浓度达不到有效血药浓度，使治疗效果不佳。一般来说对于复发或转移的乳腺癌化疗，卡培他滨单药治疗的剂量为1 000～1 250毫克/米^{2}体表面积口服，2次/天，连续服药2周，停药1周，每3周重复。该患者体表面积为1.5米^2，因此最少剂量为一次1 500毫克，一天2次。患者自行将药物减量，剂量太低达不到有效血药浓度，影响疗效。

一知半解，用错药

病史：王女士，35岁，4年前因患乳腺癌行右乳腺癌改良根治术。术后病理示：右乳浸润性导管癌Ⅱ级，未侵及表面皮肤及乳头。免疫组化示：ER(+)，PR(−)，Her-2*(+)。术后进行了CAF方案化疗6个周期，化疗结束后月经正常。医师给她开了他莫昔芬，一天1次，一次20毫克口服，并叮嘱其长期服药，随访。可王女士将医师开的他莫昔芬吃完以后，在当地未能买到该药，又道听途说阿那曲唑同样属于治疗乳腺癌内分泌用药，于是擅自换用阿那曲唑，一天1次，一次1毫克。

解析：不同的患者由于其自身的身体特征有所差异，选择治疗药物也有所差异。治疗同一疾病的药物作用机制不同，其所适应的患者也不同。阿那曲唑为芳香化酶抑制剂，主要用于已绝经后的晚期乳腺癌患者。绝经后的乳腺癌患者的雌激素主要来自肾上腺、脂肪、肌肉、肝脏等组织，由雌雄二酮及睾酮芳香化而成为雌激素。阿那曲唑主要通过抑制肾上腺皮质等合成雌激素，并能阻止雄激素转变为雌激素而发挥治疗作用，而对卵巢有功能的患者无效。他莫昔芬为抗雌激素药物，主要通过与雌激素竞争组织中的受体并与之结合，形成受体复合物，阻止雌激素作用的发挥，从而抑制乳腺癌细胞的增殖。绝经前和绝经后患者均可使用。该患者35岁，未绝经，因此不应选用阿那曲唑，应继续用雌激素调节剂他莫昔芬口服内分泌治疗。专家建议患者切不可自行换药，应在医师的指导下选择用药。

---

* Her-2表示"表皮生长因子受体-2"。

案 · 例 · 3

乱停药，危害大

病史：张女士，54岁，3年前诊断为乳腺癌，行左乳腺癌改良根治术，术后病理示：左乳浸润性导管癌Ⅱ级，左腋下淋巴结2/19(+)。免疫组化示：ER(++)，PR(+)，Her-2(+)。术后TAC方案化疗6个周期。化疗结束后患者口服他莫昔芬辅助内分泌治疗，服用1年后，因担心长期服用会增加子宫内膜癌的风险，患者擅自停药。1周前患者入院复查，查体：左侧胸壁见广泛结节；胸部CT示：右肺中叶见结节灶，结合临床诊断为转移。

解析：肿瘤的药物治疗一定要按疗程治疗，只有达到一定的疗程才能达到理想的治疗效果，控制或治愈肿瘤。该患者用他莫昔芬辅助内分泌治疗疗程过短。一般来说，术后内分泌辅助治疗，绝经前患者推荐应用他莫昔芬治疗5年，如果期间绝经可以转换为芳香化酶抑制剂。

用 药 常 见 问 题 解 析

Q1 乳腺癌内分泌治疗常见的药物有哪些？

答： 乳腺癌内分泌治疗的基本药物有抗雌激素药物(如他莫昔芬、氟维司群)、芳香化酶抑制剂(如阿那曲唑)、促黄体生成素释放激素(LHRH)类似物(如戈舍瑞林)、雌/雄激素和孕激素。

Q2　内分泌治疗适用于哪些患者？

答：　并不是所有的乳腺癌患者都可以使用内分泌治疗。只有"激素受体阳性"的患者才需要接受内分泌治疗。所谓"激素受体阳性"，就是肿瘤的生长受体内激素水平影响较大。而患者是否适用于内分泌治疗，取决于两个重要的指标——雌激素受体（ER）和孕激素受体（PR）。如果这两个指标中任何一个显示是"阳性（+）"，就说明该患者适宜接受内分泌治疗。相反，如果这两个指标都是"阴性（−）"，那么内分泌治疗药物就不会产生疗效。

Q3　内分泌治疗药物的安全性如何？有哪些不良反应？

答：　内分泌治疗的不良反应发生率相对较低，一般都不严重，绝大多数患者可以耐受。内分泌治疗的不良反应跟不同的药物相关。

（1）他莫昔芬这类药主要的不良反应就是雌激素水平下降之后可能出现与绝经相关的不良反应，如皮肤潮红、盗汗、皮疹、乏力的状态，极少数患者会出现子宫内膜增厚或子宫内膜癌，所以要定期做检查。如果出现明显的子宫内膜增厚或大出血，B超检测显示内膜非常厚，可以考虑诊刮。但是我们也要跟妇产科医师交流，一般来说，出现子宫内膜癌的概率比较小，所以一般子宫内膜增厚也不用太担心，在2厘米以内应该是没有大的问题。

（2）芳香化酶抑制剂往往会影响骨代谢，出现相应的骨质疏松甚至骨折的情况，但是主要的表现还是会出现骨关节的疼痛，会影响到睡眠。还可能出现血脂升高等。

（3）促性腺激素释放激素的类似物，这类药主要以皮下注射为主，打完之后可能会出现皮肤的硬结，另外也会出现类似皮肤潮红、盗汗、皮疹的一些问题。

你用对了吗——肿瘤用药

Q4 临床上最常用的乳腺癌靶向治疗药物都有哪些类型？

答： 乳腺癌靶向治疗药物有两类。一类是单克隆抗体类药物，一类是小分子激酶抑制剂。现在应用较多的是单克隆抗体类药物曲妥珠单抗，商品名叫赫赛汀，主要用于治疗 Her-2 阳性的乳腺癌患者。

Q5 靶向治疗最常见的不良反应有哪些，是否会发生因为无法耐受不良反应而被迫停药的情况？

答： 靶向治疗最常见的不良反应有发热、寒战，以及和化疗联合运用所引起的胃肠道反应及骨髓抑制。这些症状都可以经过内科处理解决，不影响靶向药物的继续治疗。只有不到1%的患者对曲妥珠单抗成分过敏，此类患者可停止使用曲妥珠单抗。

值得注意的是，在使用曲妥珠单抗治疗的患者中，可能出现心脏功能减退的症状和体征。针对这种情况，靶向治疗前应做心脏射血分数评估，运用超声心动监测左心室射血分数，记录下左心室射血分数的基础数值。在随后的靶向治疗过程中，每3个月进行一次检测，如发现射血分数下降超过16%，就需要加大检测密度，改为每个月进行一次检测。如果左心室射血分数连续下降8周以上，必须停止使用靶向药物。临床中这样的患者比较少见，靶向治疗的获益还是远大于不良反应带来的影响。

Q6 由于接受内分泌治疗时，服药疗程较长，如果哪一天忘记按时服药了该怎么办？

答： 对于他莫昔芬、来曲唑、依西美坦等药物而言，发生漏服药物后，如果不是接近下一次服药时间，都可以马上按量补服药物,如果已接近下一次服药时间,就不必补服,只能少服一次,接着按原来方案服药。这些药物漏服一次对治疗不会造成太大影响,可按原来规定时间服药继续治疗。对于经常出现遗忘的情况,最好设置提醒服药的闹钟,确保按时规律服药。

朱　婷　孔　薇　沈　娟

疾病二　肺　癌

疾 病 概 述

概述

原发性支气管肺癌简称肺癌，为起源于支气管黏膜或腺体的恶性肿瘤。2017年，我国国家癌症中心最新数据显示肺癌为发病率、死亡率双第一，但由于早期诊断不足致使预后差。目前随着诊断方法进步、新药及靶向治疗药物出现，规范有序的诊断、分期以及根据肺癌临床行为进行多学科治疗的进步，生存期已经有所延长。然而，要想大幅度地延长生存期，仍有赖于早期诊断和早期规范治疗。英国肿瘤学家R.Peto预言，如果我国不及时控制吸烟和空气污染，到2025年我国每年肺癌患者数将超过100万，成为世界第一肺癌大国。

发病原因

虽然病因和发病机制尚未明确，但通常认为与下列因素有关。

1. 吸烟　烟雾中的苯并芘、尼古丁、亚硝胺和少量放射性元素钋等均有致癌作用，尤其易致鳞状上皮细胞癌和未分化小细胞癌。与不吸烟者比较,吸烟者发生肺癌的危险性高4～10倍,重度吸烟者可达10～25倍。吸烟量与肺癌之间存在着明显的量-效关系,开始吸烟的年龄越小,吸烟时间越长,吸烟量越大,肺癌的发病率越高。一支烟的致癌危险性相当于0.01～0.04毫戈瑞的放射线,每天吸30支纸烟,相当于1.2毫戈瑞的放射线剂量。吸二手烟也是肺癌的病因之一。丈夫吸烟的非吸烟妻子中,发生肺癌的危险性为夫妻均不吸烟家庭中妻子的2倍,而且其危险性随丈夫的吸烟量而升高。令人鼓舞的是,戒烟后肺癌发病危险性逐年减少,戒烟1～5年后可减半。美国的研究结果表明,戒烟后2～15年期间肺癌发生的危险性呈进行性减少,此后的发病率相当于终生不吸烟者。

2. 职业致癌因子　已被确认的致人类肺癌的职业因素包括石棉、砷、铬、镍、铍、煤焦油、芥子气、三氯甲醚、氯甲甲醚、烟草的加热产物,以及铀、镭等放射性物质衰变时产生的氡和氡子气,电离辐射和微波辐射等。这些因素可使肺癌发生危险性增加3～30倍。其中,石棉是公认的致癌物质,接触者肺癌、胸膜和腹膜间皮瘤的发病率明显增高,潜伏期可达20年或更久。接触石棉的吸烟者的肺癌死亡率为非接触吸烟者的8倍。此外,铀暴露和肺癌发生之间也有很密切的关系,特别是小细胞肺癌,吸烟可明显加重这一危险。

3. 空气污染　空气污染包括室内小环境和室外大环境污染,室内被动吸烟、燃料燃烧和烹调过程中均可能产生致癌物。有资料表明,室内用煤、接触煤烟或其不完全燃烧物为肺癌的危险因素,特别是对女性腺癌的影响较大。烹调时加热所释放出的油烟雾也是不可忽视的致癌因素。在重工业城市大气中,存在着3,4-苯并芘,氧化亚砷,放射性物质,镍、铬化合物及不燃的脂肪族碳氢化合物等致癌物质。污染严重的大城市居民每天吸入空气含有的苯并芘量可超过20支纸烟的含量,并增加纸烟的致癌作用。大气中苯并芘含量每增加1微克/米^2,肺癌的死亡率可增加1%～15%。

4.电离辐射　　大剂量电离辐射可引起肺癌,不同射线产生的效应也不同,如在日本广岛,原子弹释放的是中子和α射线,长崎则仅有α射线,前者患肺癌的危险性高于后者。美国1978年报道一般人群中的电离辐射约49.6%来自自然界,44.6%为医疗照射,来自X线诊断的电离辐射可占36.7%。

5.饮食与营养　　一些研究已表明,较少食用含β胡萝卜素的蔬菜和水果,肺癌发生的危险性升高。血清中β胡萝卜素水平低的人,肺癌发生的危险性也高。流行病学调查资料也表明,较多地食用含β胡萝卜素的绿色、黄色和橘黄色的蔬菜和水果及含维生素A的食物,可减少肺癌发生的危险性,这一保护作用对于正在吸烟的人或既往吸烟者特别明显。

6.其他诱发因素　　美国癌症学会将结核列为肺癌的发病因素之一。有结核病者患肺癌的危险性是正常人群的10倍。其主要组织学类型是腺癌。此外,病毒感染、真菌(黄曲霉)毒素等,对肺癌的发生可能也起一定作用。

7.遗传和基因改变　　经过长期探索和研究,现在已经逐步认识到肺癌可能是一种外因通过内因发病的疾病。上述的外因可诱发细胞的恶性转化和不可逆的基因改变,包括原癌基因的活化、抑癌基因的失活、自反馈分泌环的活化和细胞凋亡的抑制,从而导致细胞生长的失控。这些基因改变是长时间内多步骤、随机产生的。

病理和分类

1.按解剖学部位分类

(1)中央型肺癌:发生在段支气管至主支气管的肺癌称为中央型肺癌,约占3/4,较多见鳞状上皮细胞癌和小细胞肺癌。

（2）周围型肺癌：发生在段支气管以下的肺癌称为周围型肺癌，约占1/4，多见腺癌。

2. **按组织病理学分类**　　肺癌的组织病理学分类现分为两大类。

（1）非小细胞肺癌（non-small cell lung cancer，NSCLC）：主要包括鳞状上皮细胞癌（简称鳞癌）、腺癌、大细胞癌。

（2）小细胞肺癌（small cell lung cancer，SCLC）：包括燕麦细胞型、中间细胞型、复合燕麦细胞型。

临床表现

与肿瘤大小、类型、发展阶段、所在部位、有无并发症或转移有密切关系。有5%～15%的患者无症状，仅在常规体检、胸部影像学检查时发现。其余的患者可表现或多或少与肺癌有关的症状与体征。

（一）原发肿瘤引起的症状和体征

1. **咳嗽**　　为早期症状，常为无痰或少痰的刺激性干咳，当肿瘤引起支气管狭窄后可加重咳嗽。细支气管-肺泡细胞癌可有大量黏液痰。

2. **血痰或咯血**　　多见于中央型肺癌。肿瘤向管腔内生长者可有间歇或持续性痰中带血，如果表面糜烂严重侵蚀大血管，则可引起大咯血。

3. **气短或喘鸣**　　肿瘤向支气管内生长，或转移到肺门淋巴结致使肿大的淋巴结压迫主支气管或隆突，或引起部分气道阻塞时，可有呼吸困难、气短、喘息，偶尔表现为喘鸣。

4. **发热**　　肿瘤组织坏死可引起发热，多数发热是由肿瘤引起的阻塞性肺炎所致，抗生素治疗效果不佳。

5. **体重下降**　　消瘦为恶性肿瘤的常见症状之一。肿瘤发展到晚期,由于肿瘤毒素和消耗的原因,并有感染、疼痛所致的食欲减退,可表现为消瘦或恶病质。

（二）肺外胸内扩展引起的症状和体征

1. 胸痛　　近半数患者可有模糊或难以描述的胸痛或钝痛,可由肿瘤细胞侵犯所致,也可由阻塞性炎症波及部分胸膜或胸壁引起。

2. 声音嘶哑　　癌肿直接压迫或转移致纵隔淋巴结压迫喉返神经(多见左侧),可发生声音嘶哑。

3. 咽下困难　　癌肿侵犯或压迫食管,可引起咽下困难,尚可引起气管-食管瘘,导致肺部感染。

4. 胸腔积液　　约10%的患者有不同程度的胸腔积液,通常提示肿瘤转移累及胸膜或肺淋巴回流受阻。

5. 上腔静脉阻塞综合征　　是由上腔静脉被附近肿大的转移性淋巴压迫或右上肺的原发性肺癌侵犯,以及腔静脉内癌栓阻塞静脉回流引起。表现为头面部和上半身淤血水肿、颈部肿胀、颈静脉扩张,患者常主诉领口进行性变紧,可在前胸壁见到扩张的静脉侧支循环。

（三）胸外转移引起的症状和体征

胸外转移的症状、体征可见于3%～10%的患者。

1. 转移至中枢神经系统　　可引起颅内压增高,如头痛、恶心、呕吐、精神状态异常。少见的症状为癫痫发作、偏瘫、小脑功能障碍、定向力和语言障碍。

2. 转移至骨骼　　可引起骨痛和病理性骨折。肿瘤转移至脊柱后可压迫椎管引起局部压迫和受阻症状。此外,也常见股骨、肱骨和关节转移,甚至引起关节腔积液。

3. 转移至腹部　　部分小细胞肺癌可转移到胰腺,表现为胰腺炎症状或阻塞性黄疸。其他细胞类型的肺癌也可转移到胃肠

道、肾上腺和腹膜后淋巴结,多无临床症状,依靠CT、MRI或PET
作出诊断。

4. 转移至淋巴结　　锁骨上淋巴结是肺癌转移的常见部位,
可毫无症状。典型者多位于前斜角肌区,固定且坚硬,逐渐增大、
增多,可以融合,多无痛感。

治疗

治疗方案主要根据肿瘤的组织学决定。通常小细胞肺癌发现
时已转移,难以通过外科手术根治,主要依赖化疗或放化疗综合治
疗。相反,非小细胞肺癌有局限性,外科手术或放疗可根治,但对
化疗的反应较SCLC差。

1. 外科治疗　　外科治疗是肺癌首选和最主要的治疗方法,
也是唯一能使肺癌治愈的治疗方法。外科手术治疗肺癌的目的
是完全切除肺癌原发病灶及转移淋巴结,达到临床治愈;切除肿
瘤的绝大部分,为其他治疗创造有利条件,即减瘤手术。

2. 化学治疗　　化学治疗(化疗)是肺癌的主要治疗方法,
90%以上的肺癌需要接受化疗治疗。化疗对小细胞肺癌的疗效无
论早期或晚期均较肯定,甚至有约1%的早期小细胞肺癌通过化
疗治愈。化疗也是治疗非小细胞肺癌的主要手段,化疗治疗非小
细胞肺癌的肿瘤缓解率为40%～50%。化疗一般不能治愈非小细
胞肺癌,只能延长患者生存和改善生活质量。化疗分为治疗性化
疗和辅助性化疗。化疗需根据肺癌组织学类型不同选用不同的化
疗药物和不同的化疗方案。化疗除能杀死肿瘤细胞外,对人体正
常细胞也有损害,因此化疗需要在肿瘤专科医师指导下进行。近
年化疗在肺癌中的作用已不再限于不能手术的晚期肺癌患者,而
常作为全身治疗列入肺癌的综合治疗方案。化疗会抑制骨髓造血

系统,主要是白细胞和血小板的下降,可以应用粒细胞集落刺激因子和血小板刺激因子治疗。

3. 放射治疗　　放射治疗(放疗)对小细胞肺癌疗效最佳,鳞状细胞癌次之,腺癌最差。肺癌放疗照射野应包括原发灶、淋巴结转移的纵隔区,同时要辅以药物治疗。鳞状细胞癌对射线有中度的敏感性,病变以局部侵犯为主,转移相对较慢,故多用根治治疗。腺癌对射线敏感性差,且容易血道转移,故较少采用单纯放射治疗。放疗是一种局部治疗,常常需要联合化疗。放疗与化疗的联合可以视患者情况的不同,采取同步放化疗或交替放化疗的方法。

4. 靶向治疗　　靶向治疗是以肿瘤组织或细胞中所具有的特异性(或相对特异)分子为靶点,利用分子靶向药物特异性阻断该靶点的生物学功能,选择性地从分子水平来逆转肿瘤细胞的恶性生物学行为,从而达到抑制肿瘤生长甚至肿瘤消退的目的。部分药物已经在晚期NSCLC治疗中显示出较好的临床疗效,其中包括以表皮生长因子受体为靶点的靶向治疗,代表药物为吉非替尼(gefitinib)、厄洛替尼(erlotinib)。此外是以肿瘤血管生成为靶点的靶向治疗,其中贝伐单抗联合化疗能明显提高化疗治疗晚期NSCLC的有效率。

5. 中医药治疗　　中医学有许多单方及复方在肺癌的治疗中可与西药治疗起协同作用,减少患者对放疗、化疗的反应,提高机体的抗病能力,在巩固疗效,促进、恢复机体功能中起到辅助作用。

预防

避免接触与肺癌发病有关的因素,如吸烟和大气污染,加强职业接触中的劳动保护,应有助于减少肺癌发病危险。由于目前尚无有效的肺癌化学预防措施,不吸烟和及早戒烟可能是预防肺癌最有效的方法。

预后

　　肺癌的预后取决于早发现、早诊断、早治疗。由于早期诊断不足致使肺癌预后差,86%的患者在确诊后5年内死亡。只有15%的患者在确诊时病变局限,5年生存率可达50%。规范有序的诊断、分期以及根据肺癌临床行为制订多学科治疗(综合治疗)方案,可为患者提供可能治愈或有效缓解的最好的治疗方法。

药 物 治 疗

治疗目的

　　肺癌的药物治疗主要包括化疗以及分子靶向药物治疗。药物治疗作为配合手术、放疗的措施,可以对手术、放疗后远处转移病灶或微小癌灶以及残存病灶达到治疗作用。此外,对一些本来不能手术的病例,药物治疗有时能使病灶缩小而转为可以手术切除。因此,药物治疗在肺癌综合治疗中具有重要的地位。尤其小细胞肺癌对化疗常常很敏感,而且往往早期出现远处转移,所以,化疗在此型肺癌综合治疗中的地位更为重要。肺癌药物治疗的目的是尽可能最大限度地延长患者的生存时间、提高生存率、控制肿瘤进展和改善患者的生活质量。

常用药物

　　1. 以表皮生长因子受体(EGFR)为靶点的口服分子靶向治疗药物　　见表7。

表7 以表皮生长因子受体（EGFR）为靶点的口服分子靶点治疗药物的特点

药物分类	常用药物	适应证	禁忌证	服用时间	不良反应	储存条件
第一代	吉非替尼	适用于治疗既往接受过化学治疗的局部晚期或转移性非小细胞肺癌。既往化学治疗主要是指铂剂和多西紫杉醇治疗	已知对该活性物质或该产品任一赋形剂有严重过敏反应者	推荐剂量为250毫克（1片），一天1次，口服。空腹或与食物同服。若出现不能耐受的腹泻或皮肤不良反应时，可通过短期暂停治疗（最多14天）解决，随后恢复每天250毫克的剂量	最常见的不良反应为腹泻和皮肤不良反应（包括皮疹、痤疮、皮肤干燥和瘙痒），严重的不良反应为间质性肺病	30℃以下保存
第一代	厄洛替尼	适用于既往接受过至少一个化疗方案失败后的局部晚期或转移的非小细胞肺癌	对本品反应成分过敏者者禁用	单药用于非小细胞肺癌的推荐剂量为150毫克/天，至少在饭前1小时或饭后2小时服用。持续用药直至到疾病进展或出现不能耐受的毒性反应	最常见的是皮疹，腹泻。最严重的是间质性肺病，严重时危及生命。如果同质性肺病被确诊，应中断厄洛替尼治疗，并采取相应的治疗	15～30℃保存
第一代	埃克替尼	适用于既往接受至少一个化疗方案失败后的局部晚期或转移性非小细胞肺癌。既往化疗主要是指以铂剂类为基础的联合治疗	已知对该活性物质或该产品任一赋形剂有严重过敏反应者	推荐剂量为125毫克（1片），每天三次，口服。空腹或与食物同服，高热量食物可能明显增加药物吸收	最常见的不良反应为皮疹、腹泻和转氨酶升高，一般于服药后1～3周内，通常是可逆的，无须特殊处理，可自行消失	遮光，密封保存

（续表）

药物分类	常用药物	适应证	禁忌证	服用时间	不良反应	储存条件
第二代	阿法替尼	①具有表皮生长因子受体基因敏感突变的局部晚期或转移性非小细胞肺癌,既往未接受过EGFR酪氨酸激酶抑制剂治疗;②含铂化疗期间或化疗后疾病进展的局部晚期或转移性鳞状组织学类型的非小细胞肺癌	禁用于已知对阿法替尼或对任何辅料过敏的患者	推荐剂量为40毫克,每天1次。本品不应与食物同服。在进食后至少2小时或进食前至少1小时服用本品。应整片用水吞服。本品应持续治疗直至疾病发生进展或患者不能耐受	常见的毒副作用是腹泻,皮疹,恶心,甲沟炎,头晕,高血压,厌食,无症状的Q～T间期延长和蛋白尿。随着剂量增加,可能出现低磷酸盐血症,毛囊炎,转氨酶升高,非特异性肠梗阻,血小板减小,充血性心衰,深静脉血栓,肺栓塞等	20～25℃保存
第三代	奥希替尼	适用于既往经表皮生长因子受体氨酸激酶抑制剂治疗时或治疗后出现疾病进展,并且经检测确认存在EGFRT790M突变阳性的局部晚期或转移性非小细胞肺癌人患者的治疗	对活性成分或任何辅料过敏的患者。不得与贯叶金丝桃同时服用	推荐剂量为每天80毫克,直至疾病进展或出现无法耐受的毒性。应在每天相同的时间服用,进餐或空腹服用均可。若漏服一剂,则补服漏服剂量的药物,除非距下次服药时间短于12小时	常见药物不良反应为腹泻,皮疹,皮肤干燥和指(趾)甲毒性。特定不良反应为间质性肺病,Q～T间期延长,心肌收缩力改变	30℃以下保存

2. 以间变性淋巴瘤激酶(ALK)为靶点的口服分子靶向治疗
药物　　见表8。

表8　以间变性淋巴瘤激酶(ALK)为靶点的口服分子靶向治疗药物的特点

常用药物	适应证	禁忌证	服用时间	不良反应	储存条件
克唑替尼	用于经SFDA批准的检测方法确定的间变性淋巴瘤激酶(ALK)阳性的局部晚期或转移性非小细胞肺癌患者的治疗	对克唑替尼或本品中任一成分过敏者禁用。严重肝功能损害患者禁用	推荐剂量为250毫克口服,每天2次。若患者在临床治疗中获益应持续用药。胶囊应整粒吞服。克唑替尼胶囊与食物同服或不同服均可。若漏服一剂胶囊,则补服漏服剂量的药物,除非距下次服药时间短于6小时	最常见的不良反应为视觉异常、恶心、腹泻、呕吐、水肿和便秘	30℃以下保存

🍎 联合用药注意事项

（1）与能明显升高胃pH≥5的药物合用,可能降低吉非替尼的疗效。

（2）同时服用吉非替尼与华法林的患者应定期监测其凝血酶原时间或INR的改变。

（3）CYP3A4强诱导剂(如利福平)可增加吉非替尼、厄洛替尼、奥希替尼、克唑替尼的代谢并降低其血药浓度,从而降低其疗效。与其他CYP3A4诱导剂(如苯妥因、卡马西平、巴比妥类或贯叶金丝桃等)合用也可降低吉非替尼、厄洛替尼、奥希替尼、克唑替尼的药效,应特别小心。

（4）CYP3A4强抑制剂(如伊曲康唑、伏立康唑、酮康唑、环丙沙星等)可降低吉非替尼、厄洛替尼、克唑替尼代谢并使其血药浓度升高。应避免合并使用以上CYP3A4强抑制剂。厄洛替尼慎与强效CYPIA2抑制剂(如氟伏沙明)联用。

（5）应避免厄洛替尼与减少胃酸产生的药物合用。如患者需要接受此类药物治疗，H_2受体阻断药应当考虑并采取间隔给药。须在H_2受体阻断药给药前2小时或给药后10小时给予厄洛替尼。

（6）卡培他滨与厄洛替尼合用会增加厄洛替尼的血药浓度。

（7）厄洛替尼与他汀类药物合用可能增加他汀类药物引起的肌病包括罕见的横纹肌溶解症的发生率。

（8）在阿法替尼之前给药，p-gp强抑制剂(如利托那韦、环孢霉素A、酮康唑、伊曲康唑、红霉素、维拉帕米、奎尼丁、他克莫司、奈非那韦、沙奎那韦和胺碘酮等)可能会增加阿法替尼的暴露量，应慎用。

（9）p-gp强诱导剂(包括但不限于利福平、卡马西平、苯妥英、苯巴比妥或贯叶连翘)可能会减少阿法替尼的暴露量。

🍒 药物与饮食

（1）建议厄洛替尼、阿法替尼至少在饭前1小时或饭后2小时服用。

（2）高热量食物可能明显增加埃克替尼的吸收。

（3）西柚或西柚汁可能会增加克唑替尼的血药浓度，应避免同时食用。

（4）厄洛替尼与葡萄柚、葡萄柚汁同服时应考虑减量，否则可出现严重的不良反应。

（5）阿法替尼与高脂餐同服会导致阿法替尼暴露量显著降低。本品不应与食物同服。

（6）其他药物对饮食没有特别要求，建议每天按时规律服用。

特殊人群用药指导

1. 老年人用药指导　　以上列出的药物对老年人用药剂量未作特别说明，但需要注意的是，老年人肝肾功能多有不同程度的减退，与年轻患者相比出现不良反应的程度或概率更大。

2. 妊娠期及哺乳期妇女用药指导　　以上列出的药物妊娠期及哺乳期妇女均不建议使用。

3. 合并其他疾病的特殊人群用药指导

（1）服用吉非替尼、厄洛替尼、埃克替尼期间应密切监测间质性肺病发生的迹象，如果患者呼吸道症状加重，应中断本品治疗，立即进行检查。当证实有间质性肺病时，应停药，并进行相应治疗。

（2）服用吉非替尼、埃克替尼的患者应定期检查肝功能。肝转氨酶轻中度升高的患者应慎用本品。如果肝转移酶升高加重，应考虑停药。

（3）接受厄洛替尼治疗的患者可能发生腹泻。中度或重度腹泻应给予洛哌丁胺治疗。严重腹泻洛哌丁胺无效或出现脱水的患者需要减量和暂时停止治疗。严重皮肤反应的患者也需要减量和暂时停止治疗。如需减量，厄洛替尼应该每次减少50毫克。

（4）肝功能衰竭或胃肠穿孔的患者应停止使用厄洛替尼。脱水且有肾衰竭风险的患者，患严重大疱、水泡或剥脱性皮肤病的患者，患急性或正在加重眼疾的患者，应中断或停止使用厄洛替尼。轻度或中度肾损伤患者不需调整剂量。不推荐严重肾损伤患者使用厄洛替尼。

（5）严重肾损害或终末期肾脏疾病患者使用克唑替尼胶囊进

行治疗时应谨慎。严重肝损害患者禁用克唑替尼。

（6）不建议中重度肝功能损害患者使用奥希替尼。患有重度或终末期肾功能损害的患者应慎用奥希替尼。

温 馨 提 示

（1）吸烟会导致厄洛替尼暴露量降低50%～60%，建议吸烟者戒烟。

（2）服用吉非替尼、埃克替尼期间可出现乏力的症状，患者应谨慎驾驶或操纵机器。

用药案例与解析

案·例·1

随意换药危害大

病史：王女士，76岁，诊断为肺腺癌。FISH检测发现ALK阳性的癌细胞比例非常高，达到了78%。医师给她开了克唑替尼，每天2次，一次250毫克。并叮嘱其长期服药，随访。可王女士将医师开的克唑替尼吃完以后，在当地未能买到该药，又道听途说吉非替尼同样属于治疗肺癌的靶向药物，于是擅自换用吉非替尼，一天1次，一次250毫克。

解析：现在市场上有很多靶向药物，很多患者不了解情况也盲目使用靶向药物，这就出现了为什么患同一种肿瘤，服用同样一种药，但有的人有效，有的人却无效的问题。靶向药物是通过与肿瘤细胞的特征性靶点结合，干预控制肿瘤细胞生长增殖的信号传导通路。例如,吉非替尼适用于EGFR突变的非小细胞肺癌患者,而对于ALK阳性的患者应选用针对该靶点的药物克唑替尼。所以,使用靶向药之前,必须先做基因检测,找准特定的信号分子,才能知道自己使用哪类靶向药。便捷的检测,可精确指导用药,避免无突变的患者接受到错误的治疗,错误的治疗有害无益,耽误的不仅是金钱,还有接受正确治疗的时间,缩短患者的生命。

专家建议:患者切不可自行换药,应在医师的指导下选择用药。

擅自停药需谨慎

病史:田女士,38岁,因"确诊肺癌6个月,右侧胸痛"入院。诊断:原发性右肺腺癌并胸腔积液,脑转移Ⅳ期。基因检测结果显示EGFR基因突变,给予吉非替尼250毫克,一天1次口服化疗。服药后3个月,患者自觉疼痛缓解,未经医师同意,擅自将吉非替尼停药。

解析:目前靶向治疗的疗程尚无统一标准,很多患者不知道何时才能停止服用靶向药物。对于一般晚期患者,应用靶向治疗后如果出现肿瘤缓解或稳定,应当长期坚持应用,除非疾病进展,或出现难以耐受的严重毒副反应。建议若要停药最好重新做基因检测以明确是否出现耐药。

——— 用 药 常 见 问 题 解 析 ———

Q1 常见的肺癌化疗药物有哪些？

答： 如果你是第一次接受化疗，医师常常会为你选择一个包含铂类药物的双药物化疗方案，如顺铂、卡铂、奈达铂等，对于身体状况比较好的患者（临床上有一套评分系统专门用来评估患者的身体状况），还会联合一个其他化疗药物。不同化疗药物的作用机制不同，研究证实通过不同作用机制药物的联合使用，从多个途径攻击癌细胞，可以达到更好的治疗效果。如果你在化疗过程中或者化疗后，发现病情进展，这时就需要换用另一种化疗药物或者靶向治疗药物。换药时就有更多的选择，如紫杉醇类、培美曲塞、吉西他滨等，各有利弊，医师会根据你的具体情况为你选择下一个治疗方案。

Q2 什么是肺癌的靶向治疗？有哪些优点？

答： 顾名思义，肺癌靶向治疗就像打靶子一样，是一对一地消灭敌人即消灭肿瘤细胞而很少影响正常细胞。针对肿瘤更细微的结构——分子水平阻断肿瘤细胞信号传导，从而阻止肿瘤细胞生长。实施靶向治疗，癌细胞中的靶点一定要明确，同时也要有效的药物去打击。在发挥更强的抗肿瘤活性的同时，减少对正常细胞的毒副作用，是一种有的放矢的方法。

靶向治疗药物相对化疗药物毒副反应小，为身体状况差，不能耐受化疗的患者提供了一个很好的选择。另外，靶向治疗药物多为口服制剂，使用方便。

Q3 哪些肺癌患者适合服用靶向治疗药物?

答: 靶向治疗药物一定要有靶点。导致肺癌发病的异常基因即是靶点,肺癌常见的基因异常有两种,基因突变和基因异常扩增。基因检测是服用靶向治疗前必不可少的检测,因为不同的基因异常需要不同的靶向治疗药物。目前我国常规检测的基因为 *EGFR* 基因突变、*ALK* 基因异常扩增。前者的发生率为40%左右,后者为7%左右。

Q4 常见的肺癌靶向治疗药物有哪些?

答: 针对 *EGFR* 基因突变的靶向治疗药物目前主要有5种,吉非替尼、厄洛替尼、埃克替尼、阿法替尼、奥希替尼。针对 *ALK* 基因异常扩增的靶向药是克唑替尼。仍有许多其他靶向治疗药物正在研发中。

Q5 服用肺癌靶向治疗药物时需要注意什么?

答: 靶向治疗多为口服制剂,患者多无须住院治疗。院外需注意相关毒副反应出现,并及时与你的主治医师沟通,如严重的食欲下降、腹泻、皮疹、呼吸困难等。靶向治疗同样需要定期检查以评估疗效,及时调整治疗方案。有些药物与靶向治疗具有相互抵抗的作用。因此,如果你合并其他用药,请告知医师你正在服用的药物或咨询你的肺癌主治医师。

Q6 肺癌靶向治疗为什么会耐药? 耐药的概率大吗?

答: 肺癌靶向治疗,耐药的发生率基本上是100%。因为目前肺癌靶向治疗的作用原理,就是抑制肿瘤的信号传导,造成肿瘤生长停滞、细胞萎缩或者坏死。然而,一种靶向药物是针对癌细胞的某一个蛋白质、某一个分子起作用,所以只能抑制肿瘤生长的一条通路而已。当一条通路受到抑制时,肿瘤细胞会自寻新的"生路",选择其他通路合成自身生长所需要的物质,久而久之,分子靶向药物就失去了作用,从而产生耐药性。

朱　婷　张　霓

疾病三　结直肠癌

———————— 疾 病 概 述 ————————

🍂 概述

结直肠癌包括结肠癌与直肠癌，是常见的恶性肿瘤。其发病率在世界不同地区差异很大，以北美洲、大洋洲最高，欧洲居中，亚非地区较低。我国南方，特别是东南沿海明显高于北方。我国结直肠癌发病率上升趋势亦十分明显。

🍂 发病原因

结直肠癌的病因尚未完全清楚，目前认为主要是环境因素与遗传因素综合作用的结果。

1. 环境因素　　中国人和日本人的结直肠癌发病率虽明显低于美国人，但移民到美国的第一代中国人可见结直肠癌发病率上升，第二代已接近美国人的发病率。此移民流行病学特点提示结直肠癌的发病与环境因素，特别是与饮食因素密切相关。一般认为高脂肪食谱与食物纤维不足是主要相关因素，这已被大量流行病学和动物实验所证明。

2. 遗传因素　　从遗传学观点,可将结直肠癌分为遗传性(家族性)和非遗传性(散发性)。前者的典型例子如家族性结肠息肉综合征和家族遗传性非息肉病结直肠癌。后者主要是由环境因素引起基因突变。

3. 其他高危因素

（1）大肠息肉（腺瘤性息肉）：一般认为大部分结直肠癌起源于腺瘤,故将腺瘤性息肉看作是癌前病变。一般腺瘤越大、形态越不规则、绒毛含量越高、上皮异型增生越重,癌变机会越大。

（2）炎症性肠病：溃疡性结肠炎可发生癌变,多见于幼年起病、病变范围广而病程长者。

（3）有报道胆囊切除术后结直肠癌发病率增高,认为与进入结直肠的次级胆酸增加有关。

🍎 临床表现

结直肠癌起病隐匿,早期常仅见粪便隐血阳性,随后出现下列临床表现。

1. 排便习惯与粪便性状改变　　常为最早出现的症状。多以血便为突出表现,或有痢疾样脓血便伴里急后重。有时表现为顽固性便秘,大便形状变细。也可表现为腹泻与糊状大便,或腹泻与便秘交替,粪质无明显黏液脓血,多见于右侧结肠癌。

2. 腹痛　　也是本病的早期症状,多见于右侧结肠癌。表现为右腹部钝痛,或同时涉及右上腹、中上腹。因病变可使胃结肠反射加强,可出现餐后腹痛。结肠癌并发肠梗阻时腹痛加重或为阵发性绞痛。

3. 腹部肿块　　肿块位置取决于癌的部位,提示已是中晚期。

4. 直肠肿块　　因结直肠癌位于直肠者占半数以上,故直肠指检是临床上不可忽视的诊断方法。多数直肠癌患者经指检可以发现直肠肿块,质地坚硬,表面呈结节状,有肠腔狭窄,指检后的指套上有血性黏液。

5. 全身情况　　可有贫血、低热,多见于右侧结肠癌。晚期患者有进行性消瘦、恶病质、腹水等。左、右侧结肠癌临床表现有一定差异。一般右侧结肠癌以全身症状、贫血和腹部包块为主要表现;左侧结肠癌则以便血、腹泻、便秘和肠梗阻等症状为主。并发症见于晚期,主要有肠梗阻、肠出血及癌肿腹腔转移引起的相关并发症。左侧结肠癌有时会以急性完全性肠梗阻为首次就诊原因。

🍎 *治疗*

结直肠癌的治疗关键在早期发现与早期诊断,从而能有根治机会。

1. 外科治疗　　结直肠癌的唯一根治方法是癌肿的早期手术切除。对有广泛癌转移者,如病变肠段已不能切除,则应进行捷径、造瘘等姑息手术。

2. 经结肠镜治疗　　结肠腺瘤癌变和黏膜内的早期癌可经结肠镜用高频电凝切除。切除后的息肉回收做病理检查,如癌未累及基底部则可认为治疗完成;如累及基底部,需追加手术,彻底切除有癌组织的部分。对晚期结直肠癌形成肠梗阻,一般情况差不能手术者,可用激光打通肿瘤组织,作为一种姑息疗法。

3. 化学药物治疗　　结直肠癌对化学药物一般不很敏感,是一种辅助疗法。早期癌根治后一般不需化疗。氟尿嘧啶(5-FU)至今仍是结直肠癌化疗的首选药物,常与其他化疗药联合应用。

4. 放射治疗　　用于直肠癌,术前放疗可提高手术切除率和降低术后复发率;术后放疗仅用于手术未达根治或术后局部复发者。但放疗有发生放射性直肠炎的危险。

5. 手术后的肠镜随访　　鉴于术后可发生第二处原发结直肠癌(异时癌)，术中可能漏掉同时存在的第二处癌，故主张在术后3～6个月行首次结肠镜检查。

🍂 预后

本病预后取决于早期诊断与手术根治。结肠癌预后较好，经根治手术治疗后，结直肠癌Dukes分期A、B和C期的5年生存率分别约达80%、65%和30%。

🍂 预防

应积极防治结直肠癌的前期病变。对结肠腺瘤性息肉，特别是家族性多发性肠息肉病，须及早切除病灶。对病程长的溃疡性结肠炎应注意结肠镜随访。应避免高脂肪饮食，多进富含纤维的食物，注意保持排便通畅。

──── 药 物 治 疗 ────

🍂 治疗目的

药物治疗对于已施行根治性切除的结直肠癌患者，目的是延缓或降低患者术后复发，改善总生存率。手术前的药物治疗目的是提高手术切除率、保肛率，延长患者无疾病生存时间。对于转移或复发的晚期结直肠癌患者，药物治疗可缩小肿瘤，缓解症状，提高患者生活质量，延长生存时间，推迟病情发展。

🍂 常用口服药物

见表9。

表9 结直肠癌常用口服治疗药物的特点

常用药物	适应证	禁忌证	服用时间	不良反应	储存条件
卡培他滨	结肠癌辅助化疗；转移性结直肠癌、胃癌的一线用药；晚期或转移性乳腺癌的化疗	对卡培他滨或其任何成分过敏者禁用；既往对氟尿嘧啶有严重、非预期的反应或对氟尿嘧啶脱氢酶缺陷的患者禁用；二氢嘧啶脱氢酶缺乏症以及类似物同时给药；严重肾功能损伤患者禁用；哺乳期及妊娠期妇女禁用	每天分早、晚2次，于饭后半小时用水吞服；连用2周后停药1周	常见：血液系统如淋巴细胞减少症、贫血、中性粒细胞减少症和血小板减少症；皮肤反应如手足综合征，表现为手和(或)足红肿和胀痛，严重者脱屑、溃疡、水疱等；其他：心脏毒性、神经系统毒性、胃肠道反应、肝毒性等详见药品说明书	低于25℃密闭保存
替加氟	主要治疗消化道肿瘤，对胃癌、结肠癌、直肠癌有一定疗效；也可用于治疗乳腺癌、支气管肺癌和肝癌、膀胱癌、前列腺癌、肾癌等	孕妇及哺乳期妇女禁用	每天分3～4次服用，餐后服用可以减轻胃肠道反应	轻度骨髓抑制表现为白细胞和血小板减少；轻度胃肠道反应以食欲减退、恶心为主，极少出现呕吐、腹泻和腹痛，停药后可消失；其他反应有乏力、寒战、发热、头痛、眩晕、运动失调、皮肤瘙痒、色素沉着及粘膜炎等	遮光，密封保存
瑞戈非尼	适用于既往接受过以氟尿嘧啶、奥沙利铂和伊立替康为基础的化疗，以及既往接受过或不适合接受抗血管内皮生长因子治疗、抗表皮生长因子受体治疗的转移性结直肠癌患者；既往接受过甲磺酸伊马替尼及甲苯磺酸舒尼替尼治疗的局部晚期的、无法手术切除或转移性的胃肠道间质瘤患者	对活性生物质或辅料有超敏反应的患者禁用	每天1次，应在每天同一时间，在低脂早餐(脂肪含量30%)后随早餐整片吞服；服用3周，休息1周，4周为1个疗程	最常见的药物不良反应(≥30%)为乏力或疲乏、手足皮肤反应、腹泻、食欲下降及进食减少、高血压、发声困难及感染；最严重的药物不良反应为重度肝损伤、出血及胃肠道穿孔；详见药品说明书	低于25℃密封保存。请保持瓶盖紧闭，避免受热及潮湿

🍀 联合用药注意事项

1. 卡培他滨　　与香豆素衍生物类抗凝药(如华法林)同时使用时,应常规监测其抗凝参数,并相应调整抗凝剂的剂量;卡培他滨与苯妥英钠同时服用会增加苯妥英钠的血药浓度。

2. 替加氟　　呈碱性且含碳酸盐,避免与含钙、镁离子及酸性较强的药物合用。

3. 瑞戈非尼　　应避免同时使用强细胞色素3A4酶抑制剂(如酮康唑、克林霉素、伊曲康唑、泊沙康唑、泰利霉素和伏立康唑),还应避免同时使用强细胞色素3A4酶诱导剂(利福平、苯妥英钠、卡马西平和苯巴比妥),若需要同用应咨询医师或药师。

🍀 药物与饮食

1. 卡培他滨　　建议餐后半小时内服用。如果感到吞咽困难,可以将药片溶解于温水中,搅拌至溶解充分,然后立刻服用。

2. 替加氟　　建议餐后服用,可减轻胃肠道反应。

3. 瑞戈非尼　　应在低脂早餐后随水整片吞服,服用期间避免喝葡萄柚汁。

🍀 特殊人群用药指导

1. 老年人用药指导　　对于老年结直肠癌患者,卡培他滨单药治疗时,不需要对起始剂量进行调整,联合用药可能增加不良反应发生概率,应注意监测。瑞戈非尼老年患者不需要对剂量进行调整。

2. 妊娠期及哺乳期妇女用药指导　　以上列出的药物,妊娠期及哺乳期妇女均不建议使用。

3. 合并其他疾病的特殊人群用药指导　　卡培他滨对轻到中

度肝功能障碍患者及轻度肾功能损害患者不必调整起始剂量,但应密切监测不良反应。中度肾功能损害患者,建议起始剂量减为标准剂量的75%,具体请患者遵医嘱。有肝肾功能障碍的患者使用替加氟时应慎重,酌情减量。瑞戈非尼经过肝脏代谢,肝功能异常患者应在医师指导下用药。

温 馨 提 示

（1）上述3种药物不良反应相对多,因此患者不可自行选择和购买使用,应在医师指导下使用。

（2）不得在同一天服用2剂药物以弥补(前一天)漏服的剂量。药物服用后,若反应较明显,应及时与医师或药师联系,应在医师指导下进行剂量调整或停药。

（3）除上述3种口服药物外,结直肠癌的药物治疗还包含很多注射药物,如氟尿嘧啶、奥沙利铂、伊立替康、贝伐单抗、西妥昔单抗等,治疗上常是2种或以上药物的联合使用。

用药案例与解析

案 例 1

一知半解,治疗失败

病史:王先生,67岁,诊断为直肠癌术后。现行术后辅助治疗,采用奥沙利铂+卡培他滨方案化疗。患者化疗过程中,出现恶心、呕吐、乏力及食欲差等表现。患者自觉化疗反应较重,且认为自己肿瘤已被切除,无须继续治疗,遂自行停止辅助化疗。5个月后感觉食欲减退入院复查,提示肝转移。

解析: 直肠癌术后应根据手术病理分期,决定是否需要进行辅助化疗。术后辅助化疗可杀伤一些肉眼和检查无法发现的肿瘤细胞,从而降低肿瘤复发、转移率,提高治愈率。若患者有化疗指征或存在高危因素,应完成至少6个周期的化疗,可以延长患者无病生存期。因此该患者随意停止化疗,导致术后很快出现肿瘤转移。

案·例·2

出现药物不良反应,自行停药

病史: 张女士,55岁,诊断为结肠癌伴肝、肺转移近1年。患者既往使用多种方案化疗,效果差。现选择口服瑞戈非尼片160毫克,每天1次,服3周,停1周,每4周重复1次。患者服用第2周期后,出现血压升高,最高达165/90毫米汞柱。患者既往无高血压病史,看说明书后发现瑞戈非尼可引起高血压,故自行停用该药。

解析: 瑞戈非尼可引起高血压,临床试验中高血压发生率达到50%以上。但是出现高血压不一定需要停止用药,应告知医师。医师会根据血压的升高程度,判断如何处理。结合该患者的具体情况,血压分级为2级(中度血压升高),可选择降压药物治疗,同时继续使用瑞戈非尼。若自行停用,可能影响药物治疗效果,导致抗肿瘤治疗失败。

用药常见问题解析

Q1 患者用卡培他滨后出现了手脚的脱皮,指甲变色,是否需要停药?

答: 卡培他滨可导致皮肤毒性,引起手足综合征(手掌-足底感觉迟钝或肢端红斑)的发生。患者出现的手脚脱皮、指甲变色是手足综合征的一种表现。根据其发生的严重程度,可分为1~3级。1级手足综合征为出现下列任一现象,表现为手和(或)足的麻木、感觉迟钝或感觉异常、麻刺感、红斑,不影响正常活动的不适。2级手足综合征表现为手和(或)足的疼痛性红斑和肿胀,影响患者日常生活的不适。3级手足综合征表现为手和(或)足湿性脱屑、溃疡、水疱或严重的疼痛,使患者不能工作或进行日常活动的严重不适。出现2或3级手足综合征时应中断使用卡培他滨,直至恢复正常或严重程度降至1级。出现3级手足综合征后,再次使用卡培他滨时应减少剂量。患者出现手足综合征是否需要停药,需由肿瘤专科医师或药师来判断手足综合征的级别,来决定是停药或减量。

Q2 卡培他滨是口服药物,应该毒副作用较轻,不需要复查血常规、肝肾功能吗?

答: 卡培他滨属于口服化疗药物,但同样有毒副作用,包括对骨髓的抑制,表现为白细胞、中性粒细胞、红细胞、血小板的下降;对肝肾功能的损害,包括转氨酶、胆红素升高等。因此在使用过程中也应进行血常规、肝肾功能的监测,一般推荐服药期间每1~2周复查1次,出现异常及时与医师或药师联系。

Q3 瑞戈非尼为靶向药物，患者1个月前行结肠癌切除术，考虑靶向药物疗效好，能否选用？

答： 瑞戈非尼适应证推荐用于治疗既往接受过以氟尿嘧啶、奥沙利铂和伊立替康为基础的化疗，以及既往接受过或不适合接受抗血管内皮生长因子（VEGF）治疗（如贝伐单抗的治疗）、抗表皮生长因子受体（EGFR）治疗（如西妥昔单抗的治疗）的转移性结肠癌患者。对于既往没有接受过任何药物治疗的结直肠癌术后患者，暂不推荐使用该药。

Q4 手足综合征在生活中应如何预防？

答： 手足综合征是卡培他滨最常见的不良反应之一，有报道发生率在22%～60%。服用卡培他滨患者应注意手和足部的保护，穿柔软宽松的鞋袜；使用尿素或凡士林软膏涂抹，保持手和足部滋润。有文章报道维生素B_6、塞来昔布可预防手足综合征的发生，但均为临床经验治疗，目前尚缺乏大规模试验证实。其中，塞来昔布为解热镇痛消炎药，很多感冒药、止疼药、退烧药均含有该类药物，如美息伪麻片（白加黑）、复方盐酸伪麻黄碱缓释胶囊（新康泰克）、新癀片、阿司匹林等，使用塞来昔布期间需避免同服上述药物，因此选择上应咨询医师。

Q5 结直肠癌患者在饮食上需要注意什么？

答： 有研究证实，饮食在结直肠癌发病中起到促进作用。高脂和偏肉类饮食被证实能够增加结直肠癌的患病风险，而多食水果、蔬菜和纤维食物则起到保护作用。因此建议结直肠癌患者多食水果、蔬菜和纤维食物。另外，化疗期间，部分患者会出现恶心、呕吐、食欲下降、便秘等，应以清淡、高蛋白质、易消化食物为主，少食荤腥油腻食物。

朱　婷　江洁美

疾病四 胃 癌

疾 病 概 述

❤ 概述

每年新诊断的癌症病例数中,胃癌位居第四位,在癌症病死率中排列第二位。虽然胃癌全球总发病率有所下降,但约2/3胃癌病例分布在发展中国家,尤以日本、中国及其他东亚国家高发。该病在我国仍是最常见的恶性肿瘤之一,死亡率下降并不明显。男性胃癌的发病率和死亡率高于女性,男女之比约为2∶1。发病年龄以中老年居多,35岁以下较低,55~70岁为高发年龄段。

❤ 发病原因

1. 环境和饮食因素　第一代到美国的日本移民胃癌发病率下降约25%,第二代下降约50%,至第三代发生胃癌的危险性与当地美国居民相当。故环境因素在胃癌发生中起重要作用。多吃新鲜水果和蔬菜、使用冰箱及正确贮藏食物,可降低胃癌的发生。经常食用霉变食品、咸菜、腌制烟熏食品,以及过多摄入食盐,可增加危险性。长期食用含硝酸盐较高的食物后,硝酸盐在胃内被细菌还原成亚硝酸盐,再与胺结合生成致癌物亚硝胺。此外,慢性胃炎及胃部分切除者胃酸分泌减少有利于胃内细菌繁殖。老年人因泌酸腺体萎缩常有胃酸分泌不足,有利于细菌生长。胃内增加的细菌可促进亚硝酸盐类致癌物质产生,长期作用于胃黏膜将导致癌变。

2. 幽门螺杆菌感染　　幽门螺杆菌(Hp)感染与胃癌的关系已引起关注。Hp感染与胃癌有共同的流行病学特点,胃癌高发区人群Hp感染率高;Hp抗体阳性人群发生胃癌的危险高于阴性人群;在实验室中,Hp直接诱发蒙古沙鼠发生胃癌取得成功。1994年,世界卫生组织(WHO)宣布Hp是人类胃癌的Ⅰ类致癌原。

3. 遗传因素　　胃癌有明显的家族聚集倾向,家族发病率高于人群2~3倍。最著名的波拿巴(Bonaparte)家族例子很好地说明了遗传因素在胃癌发病中的作用,拿破仑、他的父亲和祖父都死于胃癌。

4. 癌前状态　　胃癌的癌前状态分为癌前疾病和癌前病变,前者是指与胃癌相关的胃良性疾病,有发生胃癌的危险性,后者是指较易转变为癌组织的病理学变化。

(1)癌前疾病:包括慢性萎缩性胃炎、胃息肉、胃溃疡、残胃炎。

(2)癌前病变:包括肠型化生、异型增生。对癌前病变应注意密切随访。

🐛 临床表现

早期胃癌多无症状,或者仅有一些非特异性消化道症状。因此,仅凭临床症状,诊断早期胃癌十分困难。

进展期胃癌最早出现的症状是上腹痛,常同时伴有食欲缺乏、厌食、体重减轻。并发幽门梗阻时可有恶心、呕吐,溃疡型胃癌出血时可引起呕血或黑粪,继之出现贫血。胃癌转移至肝脏可引起右上腹痛、黄疸和(或)发热;转移至肺可引起咳嗽、呃逆、咯血,累及胸膜可产生胸腔积液而发生呼吸困难；肿瘤侵及胰腺时，可出现背部放射性疼痛。

一些胃癌患者可以出现副癌综合征（paraneoplastic syndromes），包括反复发作的表浅性血栓静脉炎及过度色素沉着；黑棘皮症，皮肤褶皱处有过度色素沉着，尤其是双腋下；皮肌炎、膜性肾病、累及感觉和运动通路的神经肌肉病变等。

治疗选择

1. 手术治疗　　外科手术切除联合区域淋巴结清扫是目前治疗胃癌的手段。手术效果取决于胃癌的分期、浸润的深度和扩散范围。对那些无法通过手术治愈的患者，部分切除仍然是缓解症状最有效的手段，特别是有梗阻的患者，术后有50%的人症状能缓解。因此，即使是进展期胃癌，如果无手术禁忌证或远处转移，应尽可能手术切除。

2. 内镜下治疗　　早期胃癌可在内镜下行电凝切除或剥离切除术（EMR或EPMR）。由于早期胃癌可能有淋巴结转移，故需对切除的癌变息肉进行病理检查，如癌变累及到根部或表浅型癌肿侵袭到黏膜下层，需追加手术治疗。

3. 化学治疗　　早期胃癌且不伴有任何转移灶者，手术后一般不需要化疗。胃癌对化疗并不敏感，目前应用的多种药物以及多种给药方案的总体疗效评价很不理想，尚无标准方案。

预后

胃癌的预后直接与诊断时的分期有关。迄今为止，手术仍然是胃癌的最主要治疗手段，但由于胃癌早期（零至Ⅰ）诊断率低（约10%），大部分胃癌在确诊时已处于中晚期，5年生存率较低（7%～34%）。

预防

由于胃癌病因未明,故缺乏有效的一级预防(病因预防)。根据流行病学调查,多吃新鲜蔬菜和水果、少吃腌腊制品,可以降低胃癌发病率。尽管幽门螺杆菌(Hp)感染被认为与胃癌的发生有一定的关系,但胃癌的发生除Hp之外尚有其他危险因素,包括宿主和环境因素。由于对Hp在世界不同地区胃癌的发生中究竟起多大作用尚不清楚,且有关根除Hp作为胃癌干预性措施的研究尚未有结果。因此,尽管根据推理可认为根除Hp有可能预防胃癌,但鉴于上述原因,更鉴于我国的经济条件以及不同地区胃癌发病率的差异,目前认为对有胃癌发生的高危因素如中至重度萎缩性胃炎者、中至重度肠型化生者、异型增生癌前病变者、有胃癌家族史者应予根除Hp治疗。

二级预防的重点是早期诊断与治疗,日本内镜普查的工作开展较好,故早期胃癌诊断率较高。我国人口众多,全面普查不可能,但在胃癌高发地区对高危人群定期普查,是一个可行的办法。

药 物 治 疗

治疗目的

胃癌治疗应采取综合治疗原则,根据肿瘤病理学类型及临床分期,结合患者一般状况和器官功能状态,采取多学科综合治疗模式,有计划、合理地应用手术、化疗、放疗和生物靶向治疗手段,达到根治或最大幅度控制肿瘤,延长生存期,改善生活质量的目的。化疗在胃癌的应用分为姑息化疗、辅助化疗和新辅助化疗。

常用口服药物

见表10。

表10 胃癌常用口服治疗药物的特点

常用药物	适应证	禁忌证	服用时间	不良反应	储存条件
卡培他滨	适用于晚期或转移性乳腺癌的单药或联合化疗;转移性结直肠癌、胃癌的一线用药	①曾经对该药产生严重不良反应或对卡培他滨及其代谢产物有过敏史;②哺乳期妇女;③重度肾功能不全;④不应与索利夫定以及类似物同时给药	每天分早晚2次,于饭后半小时用水吞服。连用2周后停药1周	①血液系统,如淋巴细胞减少症、贫血、中性粒细胞减少症和血小板减少症;②心血管系统如心脏毒性;③中枢神经系统;④代谢系统;⑤胃肠道反应;⑥肝毒性;⑦皮肤反应如手足综合征	25℃密闭保存
替吉奥	用于不能切除的局部晚期或转移性胃癌	①对替吉奥胶囊的组成成分有严重过敏史的患者;②重度骨髓抑制者;③正在接受其他氟尿嘧啶类抗肿瘤药治疗的患者、氟胞嘧啶治疗的患者,索利夫定)治疗者禁用;④妊娠或可能妊娠妇女,哺乳期患者	每天2次,早晚餐后服用	替吉奥的剂量限制毒性(DLT)是骨髓抑制。其他重要不良反应包括溶血性贫血、食欲减少,可能导致重度肝功能异常,如暴发性肝炎	25℃以下保存
阿帕替尼	适用于既往至少接受过2种系统化疗后进展或复发的晚期胃腺癌或胃-食管结合部腺癌患者	①对本品任何成分过敏者;②活动性出血、溃疡、肠穿孔、肠梗阻、大手术后30天内、药物不可控制的高血压、Ⅲ~Ⅳ级心功能不全(NYHA标准)、重度肝肾功能不全(4级)患者	每天1次,餐后半小时服用	一般不良反应:①乏力;②腹泻;③特别关注的不良反应包括:高血压、蛋白尿、手足皮肤反应、出血、心脏毒性、肝脏毒性	遮光,密闭,25℃以下保存

联合用药注意事项

1. **卡培他滨**　　与香豆素衍生物类抗凝药同时使用时，可增加其血药浓度，应常规监测其抗凝参数，并相应调整抗凝剂的剂量；卡培他滨与苯妥英钠同时服用会增加苯妥英钠的血药浓度；甲酰四氢叶酸增加5-氟尿嘧啶的浓度，并可能增强其毒性。卡培他滨不应与索利夫定或其类似物同时给药，后者治疗结束到开始卡培他滨治疗之间必须有至少4周等待期。

2. **替吉奥**　　不得与其他氟尿嘧啶类抗肿瘤药、含氟尿嘧啶类药物的化疗方案、抗真菌药氟胞嘧啶及索利夫定或溴夫定等抗病毒药等合用，可能导致严重造血功能障碍等不良反应。替吉奥停药后，必须有至少7天的洗脱期，才可使用上述药物；上述药物停药后须经历适当洗脱期，才能使用替吉奥。与苯妥英钠合用，可抑制苯妥英钠代谢，使其血药浓度升高，发生苯妥英钠中毒（恶心、呕吐、眼球震颤、运动障碍等）。替吉奥可增强双香豆素的作用，导致凝血功能异常。

3. **阿帕替尼**

（1）CYP3A4抑制剂和诱导剂对阿帕替尼的影响：体外代谢酶研究表明，阿帕替尼主要由CYP3A4代谢，其次经CYP2D6、CYP2C9和CYP2E1代谢。阿帕替尼与CYP3A4的强抑制剂（伊曲康唑、克拉霉素、伏立康唑、泰利霉素、沙奎那韦、利托那韦等）同时应用时，可能会增加阿帕替尼的血药浓度；与CYP3A4的诱导剂（地塞米松、苯妥英钠、卡马西平、利福平、苯巴比妥、利福喷汀等）同时应用时，可能降低阿帕替尼的血药浓度。当需与其他药物联用时，建议选择可替代的对CYP3A4酶无抑制或无诱导的药物，如果必须与CYP3A4酶强抑制剂或诱导剂同时应用，需要结合临床观察考虑是否进行剂量调整。

（2）阿帕替尼对其他药物的影响：体外研究表明，阿帕替尼对CYP3A4和CYP2C9有较强的抑制作用（IC50<1微米），因此治疗期间应慎与主要经CYP3A4代谢的药物同时应用，如钙离子拮抗剂尼索地平和乐卡地平等、HMG-CoA还原酶抑制剂辛伐他汀和洛伐他汀及咪达唑仑等药物，慎与经CYP2C9代谢的药物同时应用，如华法林、苯妥英钠、某些磺酰脲类降糖药如格列本脲等。

（3）引起心脏Q-T间期延长的药物：由于同类药物在临床上有延长Q-T间期的毒副作用，本品临床研究观察到Q-T间期延长的发生率为0.57%（1/176）。因此在服用期间应慎用延长Q-T间期的药物，并在用药期间严密监测心电图。

（4）其他对肝肾功能有影响的药物：服用本品期间应慎用其他对肝肾功能有影响的药物，并在用药期间严密监测肝肾功能。

药物与饮食

（1）卡培他滨：餐后半小时服用。

（2）替吉奥：基础研究发现，空腹服药可改变奥替拉西钾的生物利用度，导致其对氟尿嘧啶磷酸化的抑制作用减弱，从而降低该药的抗肿瘤作用，故须餐后服用。

（3）阿帕替尼：餐后半小时服用。

特殊人群用药指导

1. 老年人用药指导　　以上列出的药物对老年人用药剂量未作特别说明，但需要注意的是，老年人肝肾功能多有不同程度的减退，与年轻患者相比出现不良反应的程度或概率更大，因此用药期间需加强血药浓度监测。

2. 妊娠期及哺乳期妇女用药指导　　以上列出的药物，妊娠期及哺乳期妇女均不建议使用。

3. 儿童用药指导　阿帕替尼不推荐18岁以下患者服用。

4. 合并其他疾病的特殊人群用药指导

（1）卡培他滨对由肝转移引起的轻到中度肝功能障碍患者及轻度肾功能损害患者不必调整起始剂量,但应密切监测不良反应。中度肾功能损害患者,建议起始剂量减为标准剂量的75%,具体请患者遵医嘱。

（2）替吉奥:肝肾功能严重障碍患者禁用,肝肾功能障碍患者慎用。

（3）目前尚无阿帕替尼对肝肾功能不全患者影响的相关数据,建议肝肾功能不全患者应根据临床情况和实验室检查指标在医师指导下慎用本品,重度肝肾功能不全患者禁用。

温 馨 提 示

（1）卡培他滨服用方法:每天2次,早晚餐后半小时,用水吞服。

（2）替吉奥服用方法:每天2次,早晚餐后,用水吞服。

（3）阿帕替尼服用方法:每天1次。餐后半小时,用水吞服,尽可能每天同一时间服药。

 用药案例与解析

案 例 1

随意改变药物服用方法

病史:刘先生,79岁,体表面积1.8米^2,胃癌术后行单药卡培他滨一次1.5克,一天2次口服化疗,服药2周,停药1周,每3周重复一次。患者自认为每天2次服用过于烦琐,遂将每天药量于早晨一次服用,患者诉服药后腹部不适。

　　解析:卡培他滨在临床研究中使用方法为每天2次。将每天药物总剂量顿服可增加不良反应发生率及严重程度,尤其是胃肠道反应,对患者生活质量产生不利影响。将每天剂量分早晚2次服用,可在保证疗效的同时,降低不良反应发生率和严重程度,因此建议患者按照卡培他滨规范的服用方法使用,即早晚分2次于饭后半小时用水吞服。

药物不良反应无法耐受应下调剂量,
为追求疗效坚持全量用药,险出危险

　　病史:孙女士,60岁,胃癌术后行奥沙利铂联合卡培他滨方案化疗,化疗后出现手足综合征3级,医师嘱其暂停服用卡培他滨,待手足综合征缓解至1级再重新开始使用药物。患者认为停药会使药物治疗不足,增加肿瘤复发的风险,自觉手脚疼痛、麻木可以忍耐,坚持要按照原量服用,出现手足红肿伴破溃。

　　解析:手足综合征严重程度分级:卡培他滨可引起手足综合征(手掌-足底红肿疼痛或化疗引起肢端红斑),是一种皮肤毒性。1级手足综合征定义为出现下列任一现象:手和(或)足的麻木、感觉迟钝/感觉异常、麻刺感、红斑

和（或）不影响正常活动的不适。2级手足综合征定义为手和（或）足的疼痛性红斑和肿胀和（或）影响患者日常生活的不适。3级手足综合征定义为手和（或）足湿性脱屑、溃疡、水疱或严重的疼痛和（或）使患者不能工作或进行日常活动的严重不适。出现2或3级手足综合征时应暂停使用卡培他滨，直至恢复正常或严重程度降至1级。出现3级手足综合征后，再次使用卡培他滨时应减少剂量。在不良反应未恢复时继续使用药物，会加重手足综合征，甚至出现感染等并发症，可危及生命。因此，在出现严重不良反应时，建议患者遵医嘱停药。

案·例·3

药物相互作用不可忽视

病史：齐先生，65岁，2个月前诊断为胃癌，行胃癌根治术。术后服用卡培他滨单药化疗，1.5克，口服，每天2次。患者既往有房颤病史，一直规律服用华法林。服用卡培他滨2周后出现咯血症状，入院监测凝血功能，凝血酶原时间：14.9秒，国际标准化比值1.23。

解析：卡培他滨联用华法林可增加出血风险。有研究报道，这些情况发生于卡培他滨治疗后数天至数月内，甚至一些患者出现在卡培他滨停用1个月内。因此，对于使用卡培他滨同时口服香豆素类衍生物抗凝剂的患者，建议密切监测其抗凝参数（INR或PT），并相应调整抗凝剂的剂量。

用药常见问题解析

Q1 胃癌常用的口服化疗药物包括哪些？

答： 氟尿嘧啶类药物是胃癌的基础化疗药物，之前仅有静脉制剂，目前常用的口服氟尿嘧啶类药物包括卡培他滨、替吉奥等。

Q2 胃癌是否有靶向治疗药物？

答： 对于胃癌Her-2表达呈阳性（免疫组化染色呈+++，或免疫组化染色呈++且FISH检测呈阳性）的晚期胃癌患者，可考虑在化疗的基础上，联合使用大分子抗体类药物曲妥珠单抗。

此外，甲磺酸阿帕替尼片是口服小分子抗血管生成抑制剂，主要通过高度选择性地抑制血管内皮生长因子受体-2（VEGFR-2）酪氨酸激酶的活性，阻断血管内皮生长因子（VEGF）与其受体结合后的信号转导通路，从而强效抑制肿瘤血管生成，发挥抗肿瘤作用，用于晚期胃癌或胃食管结合部腺癌三线及三线以上治疗。

朱 婷 史 蒬

疾病五　宫颈癌

疾 病 概 述

概述

　　宫颈癌是最常见的妇科恶性肿瘤。我国发病率分布有地区差异，农村高于城市，山区高于平原。在大多数妇女中，宫颈浸润癌发病率在20岁以前很低，20～50岁增长较快，其后上升幅度变缓。

　　近年来其发病有年轻化的趋势。近几十年宫颈细胞学筛查的普遍应用，使宫颈癌和癌前病变得以早期发现和治疗，宫颈癌的发病率和死亡率已有明显下降。

发病原因

　　1. 病毒性感染　　高危型人乳头瘤病毒（HPV）持续感染是宫颈癌的主要危险因素。90%以上的宫颈癌伴有高危型HPV感染。

　　2. 性行为及分娩次数　　多个性伴侣、初次性生活<16岁、初产年龄小、多孕多产等与宫颈癌发生密切相关。

　　3. 其他生物学因素　　沙眼衣原体、单纯疱疹病毒Ⅱ型、滴虫等病原体的感染在高危型HPV感染导致宫颈癌的发病过程中有协同作用。

4. 其他行为因素　　吸烟作为HPV感染的协同因素可以增加宫颈癌的患病风险。另外,营养不良、卫生条件差也可导致疾病的发生。

临床表现

早期宫颈癌大多无任何症状,或者仅有类似宫颈炎的表现,容易被忽略,一旦出现症状,疾病往往已经发展到相当程度。

(1) 阴道流血:早期多为接触性出血;中晚期为不规则阴道流血。出血量根据病灶大小、侵及间质内血管情况而不同,若侵袭大血管可引起大出血。年轻患者也可表现为经期延长、经量增多;老年患者常为绝经后不规则阴道流血。

(2) 阴道排液:多数患者有阴道排液,液体为白色或血性,可稀薄如水样或米泔状,或有腥臭。晚期患者因癌组织坏死伴感染,可有大量米汤样或脓性恶臭白带。

(3) 晚期症状:根据癌灶累及范围出现不同的继发性症状。如尿频、尿急、便秘、下肢肿痛等;癌肿压迫或累及输尿管时,可引起输尿管梗阻、肾盂积水及尿毒症;晚期可有贫血、恶病质等全身衰竭症状。

治疗

根据临床分期、患者年龄、生育要求、全身情况、医疗技术水平及设备条件等综合考虑制订适当的个体化治疗方案。采用以手术和放疗为主、化疗为辅的综合治疗方案。

手术治疗主要用于早期宫颈癌患者。常用术式有全子宫切除术;次广泛全子宫切除术及盆腔淋巴结清扫术;广泛全子宫切除术及盆腔淋巴结清扫术;腹主动脉旁淋巴切除或取样。年轻患者卵巢正常可保留。对要求保留生育功能的年轻患者,属于特别早期的可行宫颈锥形切除术或根治性宫颈切除术。根据患者不同分期选用不同的术式。放射治疗适用于:① 中晚期患者;② 全身情况不适宜手术的早期患者;③ 宫颈大块病灶的术前放疗;④ 手术治疗后病理检查发现有高危因素的辅助治疗。化疗主要用于晚期或复发转移的患者,近年也采用手术联合术前新辅助化疗(静脉或动脉灌注化疗)来缩小肿瘤病灶及控制亚临床转移,也用于放疗增敏。常用化疗药物有顺铂、卡铂、紫杉醇、博来霉素、异环磷酰胺、氟尿嘧啶等。

🍀 预防

重视高危因素及高危人群,该人群应晚婚少育,有异常症状者及时就医。早期发现及诊治宫颈上皮内瘤变,阻断宫颈浸润癌发生。开展宫颈癌筛查,做到早发现、早诊断、早治疗。

🍀 预后

与临床期别、病理类型等密切相关。有淋巴结转移者预后差。宫颈腺癌早期易有淋巴结转移,预后相对较差。早期治疗预后较好。

药 物 治 疗

🍀 治疗目的

宫颈癌常规治疗应根据临床分期、患者年龄、全身情况、设备条件和医疗技术水平决定治疗措施,常用的方法有手术、放疗及化疗等综合应用,临床上主要以手术和放疗为主。宫颈癌的全身化疗适用于盆腔外转移病例或不适合放疗或手术的复发病例。常用化疗药物有顺铂、卡铂、紫杉醇、环磷酰胺、异环磷酰胺、伊立替康、丝裂霉素、长春新碱等。其中顺铂被认为是治疗转移性宫颈癌最有效的药物。以上化疗药物均为静脉用药,目前尚无口服化疗药物。

用 药 常 见 问 题 解 析

Q1 宫颈癌疫苗中的二价、四价和九价是什么意思? 我国上市的宫颈癌疫苗是哪种?

答: 宫颈癌疫苗实际上是指HPV疫苗,目前全球可以接种的宫颈癌疫苗有三种:二价、四价和九价。这里的"价",是针对病毒亚型的种类数。HPV类型有很多,致宫颈癌的高危型也有很多。目前我国上市的主要为二价HPV疫苗,针对的是最高危的两型(16、18),70%的宫颈癌均是由这两型感染导致的。HPV疫苗通常分为3次给药注射,共需要6个月左右的时间完成,即开始的第1次,第2个月注射第2次,6个月后注射最后一次。目前我国批准上市的疫苗主要用于9～25岁女性接种。

Q2 宫颈癌疫苗接种后就一定不会得宫颈癌吗?

答: 即使是接种疫苗后,仍需定期检查,有效预防宫颈癌。HPV疫苗并不能百分百地预防宫颈癌,因为当前的疫苗未能针对全部致癌的病毒亚型。疫苗保护效力持续时间为6年,而且保护效果并不随着时间的推移而减弱。由于该疫苗上市时间还较短，其是否具有更长时间的保护期，甚至终生有效，还需要更长的时间来观察。

Q3 宫颈癌有什么靶向治疗药物吗？

答： 宫颈癌主要的治疗方法为手术、放疗或化疗。近年来，分子靶向药物的蓬勃发展为晚期恶性肿瘤的治疗提供了一个新途径。主要的靶向药物有：血管生成抑制剂（贝伐单抗、舒尼替尼、帕唑替尼）、表皮生长因子受体家族抑制剂（西妥昔单抗、吉非替尼、厄罗替尼）。

朱　婷　何　芳

疾病六　甲状腺癌

<hr style="border:1px dashed;" />

疾 病 概 述

❤ 概述

　　甲状腺癌的发病率较低,约占全身恶性肿瘤的0.5%～1%,但在头颈部恶性肿瘤中其发病率居首位,包括乳头状癌、滤泡状癌、未分化癌和髓样癌四种病理类型。以恶性度较低、预后较好的乳头状癌最常见,除髓样癌外,绝大部分甲状腺癌起源于滤泡上皮细胞。发病率与地区、种族、性别有一定关系。一般而言,女性发病较多,男女发病比例为1:(2～4)。任何年龄均可发病,但以青壮年多见。

❤ 发病原因

　　1. 电离辐射　　用X线照射实验鼠的甲状腺,能促使动物发生甲状腺癌,细胞核变形,甲状腺素的合成大为减少,导致癌变;另一方面使甲状腺破坏而不能产生内分泌素,由此引起的促甲状腺激素(TSH)大量分泌也能促发甲状腺细胞癌变。电离辐射是目前唯一一个可以确定的致癌原因。

2. 缺碘　　碘是人体必需的微量元素,碘缺乏导致甲状腺激素合成减少,TSH水平增高,刺激甲状腺滤泡增生肥大,发生甲状腺肿大,使甲状腺癌发病率增加。而高碘饮食可能增加甲状腺乳头状癌的发生率,所以对于缺碘是否为甲状腺癌的确定诱因,目前意见尚不一致。

3. 家族因素　　与甲状腺癌5%～10%的甲状腺髓样癌患者有明显家族史,呈常染色体显性遗传。临床上也可以见到一个家庭中两个以上成员同患乳头状癌者。

4. 其他　　某些研究发现,雌激素本身可能为促癌物,与甲状腺癌的发生有所关联。这也可以解释为什么女性更容易得甲状腺癌。不良生活方式,如吸烟、情绪抑郁或焦虑,都可能诱发甲状腺结节出现,易发展为甲状腺癌。

临床症状

早期多无明显症状和体征,通常在体检时通过甲状腺触诊和颈部超声检查而发现甲状腺小肿块。典型的临床表现为甲状腺内发现肿块,质地硬而固定、表面不平。腺体在吞咽时上下移动性小。未分化癌可在短期内出现上述症状,除肿块增长明显外,还伴有侵犯周围组织的特性。晚期可产生声音嘶哑、呼吸、吞咽困难和交感神经受压引起霍纳综合征(Horner syndrome)及侵犯颈丛出现耳、枕、肩等处疼痛和局部淋巴结及远处器官转移等表现。颈淋巴结转移在未分化癌发生较早。髓样癌由于肿瘤本身可产生降钙素和5-羟色胺,从而引起腹泻、心悸、面色潮红等症状。

治疗

甲状腺癌的治疗原则为以手术为主的综合治疗。术后辅以内分泌治疗,必要时选用放、化疗在内的综合治疗。甲状腺癌的手术治疗是其主要治疗方法,包括甲状腺本身的手术,以及颈淋巴结清扫。不论病理类型如何,只要有手术指征就应尽可能手术切除。对分化好的乳头状癌或滤泡癌,即使是术后局部复发者也可再次手术治疗。甲状腺癌做次全或全切除者应终身服用甲状腺素片,以预防甲状腺功能减退及抑制TSH。国内一般选用干甲状腺片或左甲状腺素,必要时辅以放射线核素治疗。除未分化性甲状腺癌外,其余类型甲状腺癌对放疗敏感性较差,故外放射治疗是未分化癌的主要治疗方法。分化型癌无须常规放疗,如手术后有残留或有孤立性远处转移灶,应及时给予术后放疗,尽可能降低局部复发率。一般用于未分化癌术后的辅助治疗或晚期姑息性治疗。对于不可手术的晚期患者或肿瘤累及重要血管、器官时,为延长患者生存时间,可试用介入治疗。对不能耐受手术治疗的患者还可考虑微波、激光、射频等物理消融方法。

🍂 预防

远离电离辐射,每年做一两次X光、CT检查,对甲状腺并无影响,如果需要短时间内连续多次检查X光或CT,建议检查时给甲状腺戴个围脖(可以主动向放射科医师索要)。这种围脖是用铅、橡胶制成的,可以防止甲状腺被辐射。正确摄入碘,碘摄入既不能多也不能少。衡量体内碘的多少,可以通过测定尿碘。避免雌激素滥用。改变不良生活方式、戒烟、保持舒畅的心情、乐观面对生活。

🍂 预后

主要与病理类型、年龄、肿瘤大小等有关。乳头状癌和滤泡状癌预后较好,未分化癌预后最差。

药 物 治 疗

治疗目的

甲状腺癌是发生于内分泌系统的肿瘤,治疗手段包括手术治疗、术后放射性[131]I(RAI)治疗和TSH抑制治疗(TSH抑制治疗),TSH抑制治疗的主要药物为左甲状腺素钠片。

常用口服药物

TSH抑制治疗:甲状腺癌术后要长期接受TSH抑制治疗,主要应用左甲状腺素钠片,见表11。治疗目的是:① 满足机体对甲状腺激素的生理需求;② 甲状腺癌细胞表面表达TSH受体,对TSH刺激发生反应,使用超生理剂量的甲状腺激素来抑制血清TSH水平,可以减少肿瘤复发的风险。

表11　甲状腺癌常用口服治疗药物的特点

常用药物	适应证	禁忌证	服用时间	不良反应	储存条件
左甲状腺素钠片	① 治疗非毒性的甲状腺肿(甲状腺功能正常);② 甲状腺肿切除术后,预防甲状腺肿复发;③ 甲状腺功能减退的替代治疗;④ 抗甲状腺药物治疗甲状腺功能亢进症的辅助治疗;⑤ 甲状腺癌术后的抑制治疗;⑥ 甲状腺抑制试验	① 对该药及其辅料高度敏感者;② 未经治疗的肾上腺功能不足、垂体功能不足和甲状腺毒症;③ 急性心肌梗死期、急性心肌炎和急性心包炎	应于早餐前半小时,空腹将一日剂量一次性用适当液体送服,推荐每天剂量为150～300微克	一般不良反应较轻微。如果过量服药或治疗开始时剂量增加过快,可能出现下列甲状腺功能亢进的临床症状,包括心动过速、心悸、心律不齐、心绞痛、头痛、肌肉无力和痉挛、潮红、发热、呕吐、月经紊乱、假脑瘤(头部受压感及眼胀)、震颤、坐立不安、失眠、多汗、体重下降和腹泻	25℃以下干燥环境避光保存

🐛 联合用药注意事项

1. **抗糖尿病药物**　　左甲状腺素可能降低该类药物的降血糖效应。因此合用时应经常监测血糖水平。

2. **香豆素衍生物**　　左甲状腺素能够增强香豆素类药物抗凝作用。因此合用时应定期监测凝血指标,必要时应调整抗凝药的剂量。

3. **考来烯胺、考来替泊**　　考来烯胺会抑制左甲状腺素钠的吸收,故左甲状腺素钠应在服用考来烯胺4～5小时前服用。考来替泊与考来烯胺情况相同。

4. **含铝药物、含铁药物和碳酸钙**　　含铝药物(抗酸药、硫糖铝)可能有降低左甲状腺素的作用。因此,应在服用含铝药物之前至少2小时服用含有左甲状腺素的药物。含铁药物和碳酸钙与含铝药物情况相同。

5. **水杨酸盐、双香豆素、呋塞米、氯贝丁酯和苯妥英钠**　　水杨酸盐、双香豆素、大剂量呋塞米(250毫克)、氯贝丁酯、苯妥英钠等可取代左甲状腺素与血浆蛋白的结合,从而导致血清游离甲状腺素(FT_4)水平升高。

6. **丙硫氧嘧啶、糖皮质激素、β拟交感神经药、胺碘酮和含碘造影剂**　　这些药物能够抑制外周甲状腺素(T_4)向三碘甲状腺原氨酸(T_3)的转化。胺碘酮的含碘量很高,能够引起甲状腺功能亢进和甲状腺功能减退。

7. **舍曲林、氯喹/氯胍**　　这些药物能够降低左甲状腺素的作用,升高血清TSH的水平。

8. **巴比妥酸盐**　　巴比妥酸盐可通过发挥诱导肝药酶的作用,继而加快左甲状腺素的代谢,降低左甲状腺素的作用。

9. **雌激素**　　服用含雌二醇成分避孕药的妇女或采用激素替

代疗法的绝经妇女对甲状腺素的需求量可能会增加。

药物与饮食

建议于早餐前半小时将一天剂量一次性服用。应在间隔足够时间后服用某些特殊药物或食物：与维生素、滋补品间隔1小时；与含铁、钙食物或药物间隔2小时；与奶、豆类食品间隔4小时。含大豆物质可能会降低该药物在肠道中的吸收量，因此合用时可能需要调整该药物剂量。

特殊人群用药指导

1. 老年人用药指导　对老年患者、冠心病患者和重度或长期甲状腺功能减退的患者，开始使用甲状腺激素治疗的阶段应特别注意，应该选择较低的初始剂量（如12.5微克/天）并在较长的时间间隔内缓慢增加服用剂量（如每两周加量12.5微克/天）。

2. 妊娠期及哺乳期妇女用药指导　妊娠期间该药物不与抗甲状腺药物联用治疗甲状腺功能亢进。在妊娠期及哺乳期需特别注意继续使用甲状腺激素进行治疗。到目前为止，没有任何报道表明该药物会对胎儿产生危害。并且哺乳时分泌到乳汁中的甲状腺激素的量不足以导致婴儿发生甲状腺功能亢进或TSH分泌被抑制。

3. 合并其他疾病的特殊人群用药指导

（1）对合并冠心病、心功能不全或者心动过速性心律不齐的患者，合用该药物时应经常监测甲状腺激素水平。

（2）对骨质疏松症风险增加的绝经后的妇女，应密切监测其甲状腺功能。

（3）糖尿病患者和正在进行抗凝治疗的患者，合用该药物时应经常监测血糖水平和凝血指标。

温馨提示

（1）左甲状腺素钠片服用方法：早餐前空腹一次性服用，最利于维持稳定的TSH水平。

（2）本品应从低剂量开始服用，每2～4周逐渐加量，直至达到足剂量。

（3）服用本品期间应监测血TSH水平。

 用药案例与解析

案·例

随意停用药物

病史：李女士，64岁，6年前诊断为甲状腺癌，行甲状腺切除术，术后病理诊断为甲状腺癌，术后开始服用左甲状腺素钠治疗。患者既往存在腰背部疼痛，骨质疏松症状。服用5年左甲状腺素钠后因担心长期服后增加骨质疏松的风险，未经医师同意，擅自停药。

解析：服用左甲状腺素钠期间，不良反应可能有影响神经肌肉功能、改变肌力，增加心律不齐和跌倒发生的概率，骨折风险增加。以上不良反应主要是因为缺乏或不依从定期监测甲状腺功能而出现过度治疗，引起的亚临床甲亢症状。通过定期复查甲状腺功能，根据检查结果咨询医师调整服药剂量，以确定促甲状腺激素维持在最佳目标范围，既能降低肿瘤的复发、转移率和相关死亡率，又能减少外源性亚临床甲状腺功能亢进导致的不良反应。并且对骨质疏松症风险增加的绝经后的妇女，适当补充维生素D及钙剂，可降低骨质疏松风险。术后服用左甲状腺素钠片属于一种内分泌治疗，指对甲状腺癌术后患者给予超过生理需要量的甲状腺激素以抑制垂体促甲状腺激素的分泌。一方面补充患者所缺乏的甲状腺激素，另一方面抑制癌细胞生长，需要长期服用。因此，不能因为不良反应的存在而随意停用药物，以免引起疾病进展。

用药常见问题解析

Q 长期服用左甲状腺素钠对心血管系统有什么影响，该如何防治？

答： 长期使用超生理剂量甲状腺激素，出现心血管系统不良反应主要是因为药物过量造成的亚临床甲亢。尤其是老年患者，可能加重心脏负荷和心肌缺血，引发或加重心律失常（特别是心房颤动），引起静息心动过速、心肌重量增加、平均动脉压增大、舒张或收缩功能失调等。服药期间应定期监测心电图，必要时行动态心电图和超声心动图检查；定期进行血压、血糖和血脂水平监测，必要时可测定颈动脉内膜中层厚度以协助评估动脉粥样硬化的危险性；要注重随访，定期监测甲状腺激素和促甲状腺激素水平；调整剂量期间1个月检查1次，以后每3～6个月1次，避免药物过量或不足带来的不良反应和影响治疗效果。

朱 婷 何 芳

疾病七 鼻咽癌

概述

鼻咽癌是指发生于鼻咽腔顶部和侧壁的恶性肿瘤,是我国高发恶性肿瘤之一,发病率为耳鼻咽喉恶性肿瘤之首。常见临床症状为鼻塞、涕中带血、耳闷堵感、听力下降、复视及头痛等。鼻咽癌大多对放射治疗具有中度敏感性,放射治疗是鼻咽癌的首选治疗方法。但是对较高分化癌,病程较晚及放疗后复发的病例,手术切除和化学药物治疗亦属于不可缺少的手段。

发病原因

1. **遗传因素**　家族聚集现象:许多鼻咽癌患者有家族患癌病史。鼻咽癌具有垂直和水平的家族发生倾向。种族易感性:鼻咽癌主要见于黄种人,少见于白种人;发病率高的民族,移居他处,其后裔仍有较高的发病率。地域集中性:鼻咽癌主要发生于我国南方五省/自治区,即广东省、广西壮族自治区、湖南省、福建省和江西省,占当地头颈部恶性肿瘤的首位。东南亚国家也是高发区。

2. 病毒感染　　1964年Epstein和Barr首次从非洲儿童淋巴瘤（Burkitt淋巴瘤）的活检组织中建立了一株可以传代的淋巴母细胞株。电镜下可见疱疹型病毒颗粒。由于它具有与疱疹病毒家族其他成员不同的特性，故命名为Epstein-Barr病毒，即EB病毒。免疫学和生物化学研究证实EB病毒与鼻咽癌关系密切。EB病毒抗体滴度的动态变化和监测，可以作为临床诊断、估计预后和随访监控的指标。

临床表现

病灶位于鼻咽顶后壁者，用力向后吸鼻腔或鼻咽部分泌物时，轻者可引起涕血（即后吸鼻时"痰"中带血），重者可致鼻出血。肿瘤表面呈溃疡或菜花型者此症状常见，而黏膜下型者则涕血少见。肿瘤在咽隐窝或咽鼓管圆枕区，由于肿瘤浸润，压迫咽鼓管咽口，出现分泌性中耳炎的症状和体征，如耳鸣、听力下降等，临床上不少鼻咽癌患者即是因耳部症状就诊而被发现的。原发癌浸润至后鼻孔区可致机械性堵塞，位于鼻咽顶前壁的肿瘤更易引发鼻塞。初发症状中鼻塞占15.9%，确诊时则为48.0%。头痛是常见的症状。临床上多表现为单侧持续性疼痛，部位多在颞、顶部。鼻咽癌侵犯眼眶或与眼球相关的神经时虽然已属晚期，但仍有部分患者以此症状就诊。鼻咽癌侵犯眼部常引起以下症状和体征：视力障碍（可失明），视野缺损，复视，眼球突出及活动受限，神经麻痹性角膜炎。眼底检查视神经萎缩与水肿均可见到。鼻咽癌在向周围浸润的过程中以三叉神经、外展神经、舌咽神经、舌下神经受累较多，嗅神经、面神经、听神经则甚少受累。颈淋巴结转移：颈部肿大之淋巴结无痛、质硬，早期可活动，晚期与皮肤或深层组织粘连而固定。

🍎 治疗选择

鼻咽癌大多对放射治疗具有中度敏感性,放射治疗是鼻咽癌的首选治疗方法。但是对较高分化癌,病程较晚以及放疗后复发的病例,手术切除和化学药物治疗亦属于不可缺少的手段。

1. 腔内近距离放疗　常用的放射源有铱192、铯137等,近距离放疗的最大优点为既可增加靶区的局部放射剂量,又可减少周围正常组织的放射损伤。近距离放疗通常作为外照射的补充放疗。近年来的临床研究表明,对鼻咽部局限性浅表病灶,局部控制率比常规的单纯外照射有一定提高。

2. 伽马刀治疗　伽马刀是一种三维立体定向高能聚焦的多束伽马射线治疗装置。将肿瘤精确定位后,可用大剂量的射线一次性将肿瘤摧毁,而对周围正常组织损害很小。放射治疗后复发的鼻咽癌病例适合于伽马刀治疗。对于初发的鼻咽癌病例应慎用伽马刀治疗,因其治疗鼻咽癌的远期效果尚需进一步观察。

3. 三维适形放疗　三维适形放疗是近年来肿瘤放射治疗的最重要进展之一,它可以根据肿瘤的不同形状,将放射剂量较均匀地分布于靶区。

4. 适形强调放疗　适形强调放疗是近几年发展的一项崭新的放疗技术。此技术可根据不同肿瘤的大小、形状和生物学行为特性授予不同的靶区不同的照射剂量,同时对肿瘤周围的重要器官有独特的保护优势。化学药物治疗主要用于中、晚期病例,放疗后未能控制及复发者,所以是一种辅助性或姑息性的治疗。

手术治疗仅在少数情况下进行,如鼻咽部局限性病变经放疗后不消退或复发者。颈部转移性淋巴结,放疗后不消退,呈活动的孤立性包块,鼻咽部原发灶已控制者,可行颈淋巴结清扫术。

🍀 预防

时刻关注天气的变化,预防感冒,同时还应该保持鼻部及咽喉部的卫生,必要的时候可以进行鼻咽腔的清洗,防止病毒的感染。避免吸入有害气体,像生活中经常遇到的煤油灯气、杀虫剂喷雾等都应该注意避免吸入,同时还应该戒烟、戒酒。有鼻咽疾病应及早就医诊治,如发现鼻涕带血或吸鼻后口中吐出带血鼻涕,以及不明原因的颈部淋巴结肿大、中耳积液等应及时做详细的鼻咽部的检查,对鼻咽癌的预防非常重要。要注意生活调理,避免体力上的过劳,如重体力劳动、熬夜、过度的体育锻炼等。

🍀 预后

鼻咽癌以放射治疗为主,残余病灶可手术切除。照射范围包括鼻咽、颅底、颈及眶部。原发灶剂量65～70戈瑞,继发灶剂量50～60戈瑞。因肿瘤易复发及早期转移,预后不佳。对放射线不敏感的鳞状细胞癌5年存活率0～10%,放射敏感的淋巴上皮癌5年存活率约30%。

药 物 治 疗

🍀 治疗目的

鼻咽癌是头颈部常见恶性肿瘤之一,来源于鼻咽上皮细胞。由于鼻咽癌对放疗敏感,且毗邻脑干、颞叶、脊髓、视神经等重要组织结构,无法手术,因此放疗是鼻咽癌的标准治疗手段。针对局部复发或者远处转移患者,目前多采用放疗、化疗和分子靶向的综合治疗策略。化疗又分为新辅助化疗(又称诱导化疗)、同步放化疗、辅助化疗。诱导化疗可以延长再次放疗间隔时间,有效缩小肿瘤,便于放疗计划设计,保护正常组织。同步化疗是晚期鼻咽癌的标准治疗方案。常用化疗药物是以铂类联合氟尿嘧啶、紫杉类和吉西他滨为主,以上化疗药物均为静脉用药,目前尚无口服化疗药物。

用药常见问题解析

Q 鼻咽癌的分子靶向治疗药物有哪些?

答: 鼻咽癌组织高表达表皮生长因子受体(EGFR)和血管内皮细胞生长因子受体(VEGFR),针对EGFR或VEGFR的靶向治疗成为鼻咽癌的治疗选择。常用分子靶向治疗药物有表皮生长因子受体单克隆抗体(西妥昔单抗、尼妥珠单抗)、血管内皮细胞生长因子受体单克隆抗体(贝伐单抗)、酪氨酸及酶抑制剂(吉非替尼、索拉非尼等)及重组人血管内皮抑制素等。但目前Ⅱ期临床试验证明靶向药物在二线和三线治疗复发转移鼻咽癌时效果有限。分子靶向治疗复发鼻咽癌的证据较少,并且其费用较高,临床治疗时需综合考虑。

朱　婷　何　芳

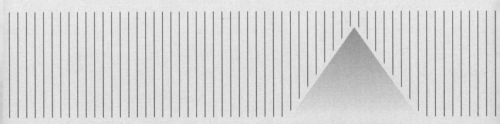

下　篇
血液肿瘤

疾病一　淋巴瘤

$$疾\ 病\ 概\ 述$$

概述

淋巴瘤(lymphoma)是发生于淋巴结和(或)结外淋巴组织的肿瘤。按组织病理学改变,淋巴瘤可分为霍奇金淋巴瘤(Hodgkin lymphoma, HL)和非霍奇金淋巴瘤(non-Hodgkin lymphoma, NHL)两大类。是我国最常见的十大肿瘤之一。

病因和发病机制

(一)霍奇金淋巴瘤

1. 病毒感染　　病毒是最重要的环境致病因素,流行病学和分子生物学研究均支持HL的病因涉及感染原。用荧光免疫法检查患者的血清,可发现部分患者有高效价抗Epstein-Barr(EB)病毒抗体。HL患者的淋巴结在电镜下可见EB病毒颗粒。在20%HL的R-S细胞中也可找到EB病毒。EB病毒与HL的关系极为密切。

2. 遗传因素　　一个家族中可以出现多个病例,HL的一级亲属中发病风险增加,这些都提示HL的遗传易感性。

3. 免疫功能失调　　某些原发性免疫缺陷患者HL的风险似乎增高,包括低γ球蛋白血症、高IgM综合征。一些实体器官移植患者和异常骨髓移植患者患HL的风险也增高。这些免疫缺陷相关病例大多数EB病毒(EBV)阳性且为混合细胞型。这些都支持HL(尤其是*EBV*基因阳性的HL)是一种免疫失调和过度刺激性疾病。

(二)非霍奇金淋巴瘤

1. 免疫功能失调　　先天性或获得性免疫功能失调是NHL的相关因素,NHL发病率在严重免疫功能失调者中增高,器官移植等医学性免疫抑制者,NHL的风险增加2～15倍,多次移植后更加明显。

2. 病毒感染　　几种肿瘤病毒与NHL发生有关,包括EBV、人嗜T淋巴细胞Ⅰ型病毒和人疱疹病毒8型。

3. 细菌感染　　胃黏膜相关淋巴组织淋巴瘤的发生与幽门螺杆菌感染有关,但是确切机制尚不明确,多数人认为与环境、微生物、遗传因素共同作用。

4. 遗传因素　　NHL的家族聚集现象已有报道。

5. 有机氯化物　　有研究发现NHL风险增高与有机氯化物在农业上的使用有关,务农者的发病风险也轻度升高。

6. 其他化学与职业暴露　　如溶剂、杀虫剂、除草剂、燃料、油均与NHL发病有关。有长期职业性苯暴露史患者的发病风险增加。

🍒**临床表现**

无痛性进行性的淋巴结肿大或局部肿块是淋巴瘤共同的临床表现,具有以下两个特点。① 全身性:淋巴结和淋巴组织遍布全身且与单核-巨噬细胞系统、血液系统相互沟通,故淋巴瘤可发生在身体的任何部位。其中淋巴结、扁桃体、脾及骨髓是最易受到累及的部位。此外,常伴全身症状:发热、消瘦、盗汗,最后出现恶病质。② 多样性:组织器官不同,受压迫或浸润的范围和程度不同,引起的症状也不同。当淋巴瘤浸润血液和骨髓时可形成淋巴细胞白血病,如浸润皮肤时则表现为蕈样肉芽肿或红皮病等。HL 和 NHL 的病理组织学变化不同也形成了各自特殊的临床表现。

1. 霍奇金淋巴瘤　　多见于青年,儿童少见。首发症状常是无痛性颈部或锁骨上淋巴结进行性肿大(占60%～80%),其次为腋下淋巴结肿大。肿大的淋巴结可以活动,也可互相粘连,融合成块,触诊有软骨样感觉。少数HL可浸润器官组织或因深部淋巴结肿大压迫,引起各种相应症状。5%～16%的HL患者发生带状疱疹。饮酒后引起的淋巴结疼痛为HL所特有,但并非每一个HL患者都是如此。

发热、盗汗、瘙痒及消瘦等全身症状较多见。30%～40%的患者以原因不明的持续发热为起病症状。这类患者一般年龄稍大,男性较多,常有腹膜后淋巴结累及。周期性发热约见于1/6的患者,可有局部及全身皮肤瘙痒,多为年轻女性。瘙痒可为HL的唯一全身症状。

2. 非霍奇金淋巴瘤　　相对HL,NHL的临床表现有如下两个特点:① 随年龄增长而发病增多,男较女为多;除惰性淋巴瘤外,一般发展迅速。② NHL有远处扩散和结外侵犯倾向,无痛性颈和锁骨上淋巴结进行性肿大为首发表现者较HL少。NHL对各器官的压迫和浸润较HL多见,常以高热或各器官、系统症状为主要临床表现。咽淋巴结病变临床有吞咽困难、鼻塞、鼻出血及颌下淋巴结肿大。胸部以肺门及纵隔受累最多,半数有肺部浸润或胸腔积液。可致咳嗽、胸闷、气促、肺不张及上腔静脉压迫综合征等。累及胃肠道的部位以回肠为多,其次为胃,结肠很少受累。临床表现有腹痛、腹泻,症状可类似消化性溃疡、肠结核或脂肪泻等,常因肠梗阻或大量出血施行手术而确诊。肝大、黄疸仅见于较后期的病例。原发于脾的NHL较少见。腹膜后淋巴结肿大可压迫输尿管，引起肾盂积水。肾损害主要为肾肿大、高血压、肾功能不全及肾病综合征。中枢神经系统病变以累及脑膜及脊髓为主。硬膜外肿块可导致脊髓压迫症。骨骼损害以胸椎及腰椎最常见，表现为骨痛、腰椎或胸椎破坏、脊髓压迫症等。约20%的NHL患者在晚期累及骨髓，发展成急性淋巴细胞白血病。皮肤受累表现为肿块、皮下结节、浸润性斑块、溃疡等。

治疗

（一）以化疗为主的化、放疗结合的综合治疗

1. 霍奇金淋巴瘤　　HL从原发部位向邻近淋巴结依次转移，但少数病例肿大的淋巴结区间有跳跃。因此，放疗区域除累及的淋巴结和组织以外，还应包括可能侵及的淋巴结和组织，实施扩大照射。

化疗对HL的疗效不逊于放疗，甚至比放疗好；而且化疗不会影响儿童的发育，也避免了剖腹探查病理分期对患者的损害。

2. 非霍奇金淋巴瘤　　NHL多中心发生的倾向使NHL临床分期的价值和扩大照射的治疗作用不如HL，决定了其治疗策略应以化疗为主。

惰性淋巴瘤发展较慢，化、放疗有效，但不易缓解。故主张观察和等待的姑息治疗原则，尽可能推迟化疗，如病情有所发展，可单独给予苯丁酸氮芥或环磷酰胺口服。联合化疗可用COP方案或CHOP方案。进展不能控制者可试用FC方案：环磷酰胺联合氟达拉滨。

侵袭性淋巴瘤不论分期均应以化疗为主，对化疗残留肿块、局部巨大肿块或中枢神经系统累及者，可行局部放疗扩大辐射作为化疗的补充。

CHOP方案疗效高而毒性较低。因此,该方案为侵袭性NHL的标准治疗方案。有条件者化疗前加用利妥昔单抗,即R-CHOP方案,可获得更好的疗效。

(二)生物治疗

1. 单克隆抗体　　NHL大部分为B细胞,后者90%表达CD20。HL的淋巴细胞为主型也高密度表达CD20。凡CD20阳性的B细胞淋巴瘤,均可用CD20单抗(利妥昔单抗)治疗。

2. 干扰素　　对蕈样肉芽肿和滤泡性小裂细胞型有部分缓解作用。

3. 抗幽门螺杆菌的药物　　胃黏膜相关淋巴组织淋巴瘤经抗幽门螺杆菌治疗后部分患者症状改善,淋巴瘤消失。

(三)骨髓或造血干细胞移植

自身干细胞移植治疗侵袭性淋巴瘤取得了令人鼓舞的结果,其中40%~50%以上获得肿瘤负荷缩小,18%~25%的复发病例被治愈,比常规化疗增加长期生存率30%以上。自体外周血干细胞移植用于淋巴瘤治疗时,移植物受淋巴瘤细胞污染的机会小,造血功能恢复快,并适用于骨髓受累或经过盆腔照射的患者。

(四)手术治疗

合并脾功能亢进者如有切脾指征,可行脾切除术以提高血象,为以后化疗创造有利条件。

预后

淋巴瘤的治疗已取得了很大进步,HL已成为化疗可治愈的肿瘤之一。淋巴细胞为主型预后最好,5年生存率为94.3%;其次是结节硬化型,混合细胞型较差,而淋巴细胞消减型最差,5年生存率仅为27.4%。HL Ⅰ期与Ⅱ期5年生存率在90%以上,Ⅳ期为

31.9%；有全身症状者较无全身症状者为差；儿童及老年人的预后一般比中青年为差；女性治疗的预后较男性为好。

1993年Shipp等提出了NHL的国际预后指标（international prognostic index，IPI），将预后分为低危、低中危、高中危、高危四类。年龄大于60岁、分期为Ⅲ期或Ⅳ期、结外病变1处以上、需要卧床或生活需要别人照顾、血清LDH升高是5个预后不良的IPI，可根据病例具有的IPI数来判断NHL的预后。

药 物 治 疗

治疗目的

淋巴瘤属于治疗敏感性肿瘤，通过化疗、放疗和免疫治疗，达到对肿瘤的控制，改善症状，争取治愈或者长期带瘤生存。

常用药物

1. 霍奇金淋巴瘤治疗中常见的口服化疗药物　　见表12。

表12　霍奇金淋巴瘤治疗常见口服化疗药物的特点

常用药物	适应证	禁忌证	服用时间	不良反应	储存条件
醋酸泼尼松片	是一线方案CHOP，CVP，EPOCH，Stanford V等的重要组成，对霍奇金淋巴瘤和非霍奇金淋巴瘤有良好的治疗作用	对本药有过敏史者禁用；高血压、血栓症、胃与十二指肠溃疡、精神病、电解质代谢异常、心肌梗死、内脏手术、青光眼等患者需权衡利弊，有病情恶化的可能	治疗急性白血病、恶性肿瘤，根据化疗方案，每天早晨8点口服，疗程剂量根据化疗方案定	本品较大剂量易引起糖尿病、消化道溃疡和类库欣综合征症状，对下丘脑-垂体-肾上腺轴抑制作用较强。并发感染为主要的不良反应	遮光，密封保存

（续表）

常用药物	适应证	禁忌证	服用时间	不良反应	储存条件
地塞米松片	DHAP、DICE方案的组成，是复发难治的霍奇金淋巴瘤治疗方案	对本药有过敏史者禁用。高血压、血栓症、胃与十二指肠溃疡、精神病、电解质代谢异常、心肌梗死、内脏手术、青光眼等患者需权衡利弊，有病情恶化的可能	治疗急性白血病、恶性肿瘤，根据化疗方案，每天早晨8点口服，疗程剂量根据化疗方案定	本品较大剂量易引起糖尿病、骨质疏松、消化道溃疡和类库欣综合征症状，对下丘脑-垂体-肾上腺轴抑制作用较强。并发感染为主要的不良反应	遮光,密封保存
甲基苄肼	为恶性淋巴瘤标准方案MOPP及COPP的主要药物之一，对SCLC、恶性黑色素瘤、多发骨髓瘤、脑瘤(原发或继发)等亦有一定疗效	严重肝肾功能损害者及孕妇禁用	每天3～4次服用，也可睡前顿服，连服2周，4周后重复，1个疗程总剂量根据血象而定，若白细胞低于3.0×10^9个/升，血小板低于$(80～100) \times 10^9$个/升应停药。血象恢复后剂量减为每天50～100毫克。组成MOPP方案治疗霍奇金病时，每天100毫克/米^2，连服14天	① 骨髓抑制为剂量限制性毒性，一般发生于用药后4～6周，2～3周后可恢复；② 恶心、呕吐、食欲缺乏常见，偶有口腔炎、口干、腹泻、便秘、眩晕、嗜睡、精神错乱、脑电图异常等，肝损害、皮炎、皮肤色素沉着、脱发、外周神经炎等偶见	遮光,密封保存

你用对了吗——肿瘤用药

（续表）

常用药物	适应证	禁忌证	服用时间	不良反应	储存条件
来那度胺	仅用于治疗CHL	孕妇和备孕女性禁用。对本品活性成分或其中任何辅料过敏者禁用	推荐起始剂量25毫克。在每个重复28天周期里的第1～21天，每天口服本品25毫克，直至疾病进展。地塞米松的推荐剂量为在每28天治疗周期的第1、8、15和22天口服40毫克地塞米松。根据肾功能状况调整本品剂量，根据患者的年龄选择地塞米松的剂量	最常见的不良反应为血小板减少症和中性粒细胞减少症。其他较常见的不良反应还包括腹泻、瘙痒、皮疹、疲劳、便秘、恶心、鼻咽炎、关节痛、发热、背痛、外周性水肿、咳嗽、头昏、头痛、肌肉痛性痉挛、呼吸困难和咽炎	密封，常温(10～30℃)保存

2. 非霍奇金淋巴瘤治疗中常见的口服化疗药物　见表13。

表13　非霍奇金淋巴瘤治疗常见口服化疗药物的特点

常用药物	适应证	禁忌证	服用时间	不良反应	储存条件
醋酸泼尼松片					
地塞米松片		同霍奇金淋巴瘤治疗中常见的口服化疗药物			
甲基苄肼(丙卡巴肼)					

（续表）

常用药物	适应证	禁忌证	服用时间	不良反应	储存条件
苯丁酸氮芥	主要用于慢性淋巴细胞白血病、卵巢癌和低度恶性非霍奇金淋巴瘤	对本品过敏者禁用。严重骨髓抑制者、严重肝肾功能损害者禁用。妊娠期及哺乳期妇女禁用	口服：每次0.1～02毫克/千克（或4～8毫克/米²），1次/天，连服3～6周，疗程总量300～500毫克	消化道反应、骨髓抑制均较轻，但高剂量或长期应用则骨髓抑制较深，恢复缓慢。少数可有过敏、皮疹、发热。长期或高剂量应用可导致间质性肺炎及抽搐	2～8℃贮存（请勿冷冻），避光
甲氨蝶呤	淋巴母细胞淋巴瘤	对甲氨蝶呤或任何辅料过敏的患者或严重肝肾功能不全者禁用	口服成人一次5～10毫克，一天1次，每周1～2次，一疗程安全量50～100毫克	常见不良反应有胃肠道反应，骨髓抑制，药物性肝炎，肾脏损害，脱发、皮炎、色素沉着及药物性肺炎等。妊娠早期使用可致畸胎，少数患者有月经延迟及生殖功能减退	密封，4℃干燥保存
环磷酰胺片	对于DLBCL中不适宜高剂量化疗的患者可以选择低剂量口服方案，如PEPC方案组成	有骨髓抑制、感染、肝肾功能损害者禁用或慎用。对本品过敏者禁用。妊娠期及哺乳期妇女禁用	成人常用量：口服每天2～4毫克/千克，连用10～14天，休息1～2周重复。儿童常用量：口服每天2～6毫克/千克，连用10～14天，休息1～2周重复	常见的不良反应有骨髓抑制、肝功能损伤、胃肠道反应、出血性膀胱炎，其他反应尚包括脱发、口腔炎、中毒性肝炎、皮肤色素沉着、月经紊乱、无精子或精子减少及肺纤维化等	密封，置阴凉处

3. 生物治疗　　口服靶向药物，目前只有依鲁替尼在中国上市（另外还有干扰素和抗幽门螺杆菌的药物，此处不做详细介绍），见表14。

表14　口服靶向药物的特点

常用药物	适应证	禁忌证	服用时间	不良反应	储存条件
依鲁替尼	① 曾接受至少1次既往治疗套细胞淋巴瘤（MCL）患者；② 曾接受至少1次既往治疗的慢性淋巴细胞白血病（CLL）	避免在中度或重度肝功能不全患者（Child‑Pugh分级B和C）中使用依鲁替尼	① MCL：560毫克；② CLL：420毫克每天1次，用一杯水口服，不要打开或咀嚼胶囊	常见不良反应有出血、感染、骨髓抑制、肾毒性、第二原发恶性肿瘤、胚胎‑胎儿毒性	储存在室温20～25℃的条件下。外出时允许温度范围为15～30℃

🦴 联合用药注意事项

（1）醋酸泼尼松与许多药物存在相互作用：① 非甾体消炎镇痛药可加强其致溃疡作用。② 可增强对乙酰氨基酚的肝毒性。③ 与两性霉素B或碳酸酐酶抑制剂合用，可加重低钾血症，长期与碳酸酐酶抑制剂合用，易发生低血钙和骨质疏松。④ 与蛋白质同化激素合用，可增加水肿的发生率，使痤疮加重。⑤ 与抗胆碱能药（如阿托品）长期合用，可致眼压增高。⑥ 三环类抗抑郁药可使其引起的精神症状加重。⑦ 与降糖药（如胰岛素）合用时，因可使糖尿病患者血糖升高，应适当调整降糖药剂量。⑧ 甲状腺激素可使其代谢清除率增加，故甲状腺激素或抗甲状腺药与其合用，应适当调整后者的剂量。⑨ 与避孕药或雌激素制剂合用，可加强其治疗作用和不良反应。⑩ 与强心苷合用，可增加洋地黄毒性及心律不齐的发生率。⑪ 与排钾利尿药合用,可致严重低血钾,并由于水钠潴留而减弱利尿药的排钠利尿效应。⑫ 与麻黄碱合用,可增强其代谢清除。⑬ 与免疫抑制剂合用,可增加感染的危险性,并可能诱发淋巴瘤或其他淋巴细胞增生性疾病。⑭ 可增加异烟肼在肝脏代谢和排泄,降低异烟肼的血药浓度和疗效。⑮ 可促进美西律在体内代谢,降低血药浓度。⑯ 与水杨酸盐合用,可减少血浆水杨酸盐的浓度。⑰ 与生长激素合用,可抑制后者的促生长作用。

(2)地塞米松与巴比妥类、苯妥英钠、利福平同服,本品代谢促进作用减弱;与水杨酸类药合用,可降低水杨酸盐的血药浓度;可减弱抗凝血剂、口服降糖药作用,应调整剂量;与利尿剂(保钾利尿剂除外)合用可引起低钾血症,应注意用量。

(3)甲基苄肼不宜与丙咪嗪、胍乙啶、利血平等并用,以免增加其降压作用;本品有增加巴比妥、麻醉剂如硫喷妥钠及抗组胺类药的作用,合用时应调整剂量,以免中枢抑制过度;与箭毒并用,增加肌肉松弛作用,可致呼吸困难;可增强降血糖药作用,故用本品时应尽量避免与其并用。

(4)来那度胺合用地塞米松可能引起血栓风险升高,常合用华法林抗凝,用药期间建议密切监控患者的凝血酶原时间(PT)和国际标准化比值(INR)。合用地高辛时建议在本品治疗期间对地高辛浓度进行监测。

(5)患者接受保泰松时需减少苯丁酸氮芥的标准用量,因保泰松加强苯丁酸氮芥的毒性;免疫受损的患者不推荐免疫接种活疫苗。

(6)甲氨蝶呤对于痛风或高尿酸血症患者应相应增加别嘌醇等药剂量;可增加抗血凝作用,与其他抗凝药慎同用;与保泰松和磺胺类药物同用后,可能会引起本品血药浓度的增高而导致毒性反应的出现;口服卡那霉素可增加口服该品的吸收,而口服新霉素钠可减少其吸收;与弱有机酸和水杨酸盐等同用,可抑制本品的肾排泄而导致血药浓度增高,继而毒性增加,应酌情减少用量;氨苯喋啶、乙胺嘧啶等药物均有抗叶酸作用,如与本品同用可增加其毒副作用;先用或同用时,与氟尿嘧啶有拮抗作用,如先用该品,4~6小时后再用氟尿嘧啶则可产生协同作用。该品与门冬酰胺酶合用也可导致减效,如用后者10天后用该品,或于该品用药后24小时内给门冬酰胺酶,则可增效而减少对胃肠道和骨髓的毒副作用。别嘌醇会抑制巯嘌呤的代谢,使巯嘌呤的效能与毒性增加。

（7）环磷酰胺可使血清尿酸水平增高,与抗痛风药如别嘌醇、秋水仙碱、丙磺舒等同用时,应调整抗痛风药物的剂量。此外也加强了琥珀酰胆碱的神经肌肉阻滞作用,可使呼吸暂停延长。环磷酰胺可抑制胆碱酯酶活性,因而延长可卡因的作用并增加毒性。大剂量巴比妥类、皮质激素类药物可影响环磷酰胺的代谢,同时应用可增加环磷酰胺的急性毒性。

（8）依鲁替尼主要被CYP3A代谢,应避免与强和中度CYP3A抑制剂共同给药。如中度CYP3A抑制剂必须使用,则减少依鲁替尼剂量;避免与强CYP3A诱导剂共同给药。

药物与饮食

（1）甲基苄肼为弱单胺氧化酶抑制剂,服药期间不宜食用含酪胺成分的食物,如乳酪、香蕉等,不宜饮酒。

（2）来那度胺建议睡前服用。

（3）其他药物对饮食没有特别要求,建议每天按时规律服用。

🍒 **特殊人群用药指导**

1. 老年人用药指导　以上列出的药物对老年人用药剂量未作特别说明,但需要注意的是,老年人肝肾功能多有不同程度的减退,与年轻患者相比出现不良反应的程度或概率更大,因此用药期间需加强监测。

2. 妊娠期及哺乳期妇女用药指导　以上列出的药物,妊娠期及哺乳期妇女均不建议使用。

3. 儿童用药指导

(1) 小儿如长期使用肾上腺皮质激素,须十分慎重,因激素可抑制患儿的生长和发育,如确有必要长期使用,应采用短效(如可的松)或中效制剂(如泼尼松),避免使用长效制剂(如地塞米松)。口服中效制剂隔日疗法可减轻对生长的抑制作用。儿童或青少年患者长期使用糖皮质激素必须密切观察,患儿发生骨质疏松症、股骨头缺血性坏死、青光眼、白内障的危险性都增加。儿童使用激素的剂量除了一般的按年龄和体重而定外,更应该按疾病的严重程度和患儿对治疗的反应而定。对于有肾上腺皮质功能减退患儿的治疗,其激素的用量应根据体表面积而定,否则易发生过量,尤其是婴幼儿和矮小或肥胖的患儿。

(2) 甲基苄肼:小儿每天按体重3～5毫克/千克或按体表面积100毫克/米^2,分次口服,服药1～2周,停药2周。对儿童及青少年长期大剂量用药可有潜在的致癌、致畸性,故临床上可使用其他药物如足叶乙苷替代。

(3) 来那度胺不在小于17岁的患者中使用。

(4) 苯丁酸氮芥在儿童中的剂量方案与成人相近。

(5) 对于年龄太小的患者应慎用甲氨蝶呤。脑膜白血病:鞘内注射能使甲氨蝶呤分布于脑脊液中,其用量应根据年龄而不是体表面积换算。初生儿的脑脊液约相当于成人的40%,数年之后可达到成人水平。根据年龄推荐的剂量如下:1岁以下6毫克;1岁8毫克;2岁10毫克;3岁及3岁以上12毫克;小于4个月的婴儿,毒性可能会增加,因此可适当减量。

(6)依鲁替尼目前无儿童用药数据。

4.合并其他疾病的特殊人群用药指导

(1)糖皮质激素使用注意事项:① 结核病、急性细菌性或病毒性感染患者慎用。必要应用时,必须给予适当的抗感染治疗。② 长期服药后,停药前应逐渐减量。③ 糖尿病、骨质疏松症、肝硬化、肾功能不良、甲状腺功能低下患者慎用。④ 对有细菌、真菌、病毒感染者,应在应用足量敏感抗生素的同时谨慎使用。⑤ 运动员慎用。

(2)甲基苄肼在肝肾功能不全、糖尿病(本品能加强降血糖药的作用)、严重感染、近期经过放疗或化疗的患者中应减量。

(3)苯丁酸氮芥在患肾病综合征的儿童中,间歇高剂量治疗者和有癫痫史的患者用药时应严密监测后续用药情况,因其发生癫痫的危险性增加。肝功能明显异常者应考虑减少剂量。本品有致突变性,导致男性染色单体和染色体损害。可显著增加急性白血病的发生率。

(4)环磷酰胺在肝肾功能损害、骨髓转移或既往曾接受多疗程化、放疗的患者中,剂量应减少至治疗量的1/3 ~ 1/2。

温馨提示

(1)醋酸泼尼松片或地塞米松片:每天早上8点按规定使用,无须逐渐减量至停药。长期应用需注意骨质疏松症或感染等不良反应。

（2）丙卡巴肼使用期间需注意监测血象，骨髓抑制多在服药后4～6周出现，表现为白细胞和血小板下降，其程度与剂量有关。

（3）来那度胺应于每天相同的时间段服用，若某次错过规定的服药时间大于12小时，无须补服。

（4）苯丁酸氮芥可造成不可逆转的骨髓损害，在治疗期间应密切监测血细胞计数。

（5）甲氨蝶呤的主要毒性为骨髓抑制和黏膜反应，骨髓抑制一般发生在用药后的4～14天，21天后恢复；黏膜损伤常表现为胃炎、口腔溃疡及腹泻等。口服甲氨蝶呤24～48小时后，给予叶酸5毫克，每天1次，可减少毒副作用。

（6）环磷酰胺的代谢产物对尿路有刺激性，大剂量应用时应多喝水、利尿，同时应用尿路保护剂美司钠。

（7）依鲁替尼服用时用一杯水口服，不要打开或咀嚼胶囊。如果某天漏服，则尽可能在当天补服，第二天恢复正常的服用时间，无须补服。

用药常见问题解析

Q1 怎么才能知道化疗药物是否有效？

答： 患者每一次入院后都需要做一些辅助检查，如血清肿瘤标志物、CT等，医师会结合患者的症状减轻程度、体格检查结果、影像学检查及其他辅助检查的改善情况，综合评估化疗药物是否有效。而在评估过程中，也不仅仅只是看肿瘤大小的变化，更需要考虑到患者的生存质量和生存期的长短。所以评估治疗是否有效实际上是一种综合评估。

Q2 什么是靶向治疗？

答： 靶向治疗就是指药物进入体内会特异地选择致癌位点来相结合发生作用，使肿瘤细胞特异性死亡，而不会波及肿瘤周围的正常组织细胞，所以分子靶向治疗又被称为"生物导弹"，这种治疗高效、低毒，是理想的治疗方式。淋巴瘤中最早应用的靶向药物是利妥昔单抗，是一种嵌合鼠/人的单克隆抗体，这种抗体可以与表达CD20的肿瘤细胞特异性结合，仅对其有杀伤作用。利妥昔单抗和CHOP合用的随机对照使用表明利妥昔单抗可以提高治疗的有效性，获得更高的治愈概率。

刘媛媛　何丽霞

疾病二　慢性淋巴细胞白血病

━━━━━━━━━━━━━━ 疾 病 概 述 ━━━━━━━━━━━━━━

概述

　　慢性淋巴细胞白血病（chronic lymphocytic leukemia，CLL）是一种成熟小淋巴细胞在骨髓、血液及淋巴组织中克隆性增殖的肿瘤性疾病。绝大多数起源于B细胞，T细胞者较少。本病在欧美各国是最常见的白血病，而在我国、日本及东南亚国家较少见，如我国仅占所有白血病的1.7%，年发病率0.55/100 000。CLL的发病率随着年龄的增长而增加，30岁以前罕见，60～80岁为发病高峰期，中位发病年龄72岁，男女比例约为2∶1。

病因

　　本病的病因尚不明确。多数研究认为环境因素与本病发病无关，如电离辐射、烷化剂、病毒或其他已知致癌物质。本病患者的直系亲属患病风险较一般人群高3～30倍，提示家族遗传背景与本病发病有关。夏威夷的日本移民发病率低于当地土著居民，说明本病与种族遗传有关。

临床表现

起病缓慢，多无自觉症状。许多患者因其他疾病就诊时才被发现。

可出现乏力与体力下降，随着病情的进展，后期出现食欲减退、消瘦、低热、盗汗、贫血与出血等表现。60%～80%患者有淋巴结肿大，多见于颈部、锁骨上、腋窝、腹股沟。肿大的淋巴结较硬，无压痛，可移动。CT扫描可发现肺门、腹膜后、肠系膜淋巴结肿大。偶因肿大的淋巴结压迫胆道或输尿管而出现阻塞症状。50%～70%患者有轻至中度脾大，轻度肝大。少数人可有皮肤损害，如皮肤增厚，结节或红皮病等皮肤浸润，乳腺、眼附属器官浸润等。可并发自身免疫性溶血性贫血、免疫性血小板减少症等。

治疗

CLL为一慢性病程，早期治疗并不能延长患者生存期，故早期无须治疗，定期复查即可。

出现下列情况之一应开始治疗（根据染色体、年龄及身体的状态进行分层治疗）。

（1）进行性骨髓衰竭的证据，表现为贫血和（或）血小板减少进展或恶化。

（2）巨脾（如左肋缘下 >6厘米），或进行性，或有症状的脾大。

（3）巨块型淋巴结肿大（如最长直径>10厘米），或进行性，或有症状的淋巴结肿大。

（4）进行性淋巴细胞增多，如2个月内增多>50%，或淋巴细胞倍增时间（LDT）小于6个月，当初粒淋巴细胞<30×10^9个/升，不能单凭LDT作为治疗指征。

（5）淋巴细胞数 $>200 \times 10^9$ 个/升，或存在白细胞瘀积症。

（6）自身免疫性贫血和（或）免疫性血小板减少症对皮质类固醇或其他标准治疗反应不佳。

（7）至少存在下列一种疾病相关症状：

1）在以前6个月内无明显原因的体重下降 $\geq 10\%$ 。

2）严重疲乏（如ECOG体能状态 ≥ 2 ；不能工作或不能进行常规活动）。

3）无其他感染证据，发热 $>38.0℃$ ， ≥ 2 周。

4）无感染证据，夜间盗汗 >1 个月。

（8）临床试验：符合所参加临床试验的入组条件。

1. 化学治疗　　苯丁酸氮芥、氟达拉滨、喷妥司汀、克拉曲滨、美罗华均为CLL常用药物，也可采用COP、CHOP等方案联合治疗。

2. 造血干细胞　　移植自体外周造血干细胞有可能改善患者的无进展生存，但是并不延长总生存期，不推荐常规采用。异基因造血干细胞移植是CLL唯一治愈的手段，但是由于CLL主要老年发病，仅少数适合移植。

3. 并发症治疗　　因低 γ 球蛋白血症、中性粒细胞缺乏及老龄，CLL患者极易感染，严重感染常为致死原因，应积极治疗。反复感染者可静脉输注免疫球蛋白，每年接种流感疫苗，每5年接种肺炎球菌疫苗，避免所有活疫苗的接种。并发AIHA或ITP者可用糖皮质激素治疗，无效且脾大明显者，可考虑切脾。

预后

CLL是一种异质性疾病，病程长短不一，有的长达10余年，有的仅2～3年，多死于骨髓衰竭导致的严重贫血、出血或感染。CLL临床尚可发生转化（Richter综合征），或出现类似幼淋巴细胞白血病血象,如出现大细胞淋巴瘤病理学结构,中位生存期仅5个月。不到1%的CLL向AL转化。

预防

早发现,早治疗。对高危的患者定期进行健康体检。

药 物 治 疗

治疗目的

CLL的药物治疗已从可治标性缓解病痛发展到能致病情完全缓解、最大限度根除疾患和提高存活率。以往患者使用烷化剂,对存活期的改善作用也较小。近年来,CLL临床治疗引入靶向药物,疗效显著提升,患者反应率和无进展生存期均进一步改善,患者症状显著缓解,且与化疗联用时,其疗效能持续维持。

常用药物

1. 常用口服化疗药物

1) 烷化剂:见表15。

表15　常用烷化剂的特点

常用药物	适应证	禁忌证	服用时间	不良反应	储存条件
苯丁酸氮芥	主要用于慢性淋巴细胞白血病、卵巢癌和低度恶性非霍奇金淋巴瘤	对本品过敏者禁用。严重骨髓抑制者、严重肝肾功能损害者禁用。妊娠期及哺乳期妇女禁用	通常在患者已出现症状或外周血细胞计数提示已有骨髓受损(而不是骨髓衰竭)时开始使用本品。本品的初始剂量为0.15毫克/	最常见的不良反应是骨髓抑制,胃肠道紊乱如恶心、呕吐、腹泻及口腔溃疡并不多见;首次服药或再次用药时偶有发生血管神经性水肿和	2～8℃贮存(请勿冷冻),避光

（续表）

常用药物	适应证	禁忌证	服用时间	不良反应	储存条件
			（千克·天），用至全血白细胞降至10 000/微升。第一疗程结束后4周可再次用药，剂量为0.1毫克/（千克·5天）	荨麻疹的过敏反应报告；严重的肺间质纤维化偶可发生于长期用药的慢性淋巴细胞白血病患者；长期或高剂量应用可导致间质性肺炎及抽搐	
环磷酰胺片	目前广泛应用的抗癌药物，对恶性淋巴瘤、急性或慢性淋巴细胞白血病、多发性骨髓瘤有较好的疗效	凡有骨髓抑制、感染、肝肾功能损害者禁用或慎用。对本品过敏者禁用。妊娠期及哺乳期妇女禁用	① 成人常用量：口服 每天2～4毫克/千克，连用10～14天，休息1～2周重复。② 儿童常用量：口服 每天2～6毫克/千克，连用10～14天，休息1～2周重复	常见的不良反应有骨髓抑制、肝功能损伤、胃肠道反应、出血性膀胱炎，其他反应尚包括脱发、口腔炎、中毒性肝炎、皮肤色素沉着、月经紊乱、无精子或精子减少及肺纤维化等	密封，置阴凉处

2）核苷类似物：见表16。

表16　常见核苷类似物的特点

常用药物	适应证	禁忌证	服用时间	不良反应	储存条件
氟达拉滨	用于B细胞性慢性淋巴细胞白血病（CLL）患者的治疗，这些患者至少接受过一个标准的包含烷化剂的方	对本品或其所含成分过敏的患者禁用；肌酐清除率小于30毫升/分的肾功能不全患者和失代偿性溶血	片剂：每天口服40毫克/米²体表面积，每28天连续服用5天。可以空腹服用或伴食物服用。必须用水吞服，不可嚼服	最常见的不良反应包括骨髓抑制(白细胞减少，血小板减少和贫血)，以及包括肺炎、咳嗽、发热、疲倦、虚弱、恶心、呕吐	30℃以下室温贮藏

（续表）

常用药物	适应证	禁忌证	服用时间	不良反应	储存条件
	案 的 治 疗, 但 在 治 疗 期 间 或 治 疗 后, 病 情 并 没 有 改 善 或 仍 持 续 进 展	性 贫 血 的 患 者 禁 用; 妊 娠 期 及 哺 乳 期 妇 女 禁 用	或 把 药 片 弄 碎 后 服 用。 对 CLL 患 者, 磷 酸 氟 达 拉 滨 通 常 需 6 个 疗 程 后, 方 可 停 用	和 腹 泻 在 内 的 感 染。 其 他 常 见 的 报 告 事 件 包 括 寒 战、水 肿、不 适、周 围 神 经 病 变、视 力 障 碍、食 欲 缺 乏、黏 膜 炎、口 腔 炎 和 皮 肤 皮 疹	

2. 口服靶向治疗药物　　见表17。

表17　常用口服靶向治疗药物的特点

常用药物	适应证	禁忌证	服用时间	不良反应	储存条件
依鲁替尼	曾 接 受 至 少 1 次 既 往 治 疗 的 慢 性 淋 巴 细 胞 白 血 病(CLL)	避 免 在 中 度 或 重 度 肝 功 能 不 全 患 者 (Child – Pugh 分 级 B 和 C) 中 使 用 依 鲁 替 尼	每 天 1 次,420 毫 克(3 粒 140 毫 克 胶 囊)口 服,直 到 疾 病 进 展 或 毒 性 不 耐 受;在 每 天 接 近 同 一 时 间,用 一 杯 水 吞 服,不 可 将 胶 囊 打 开、破 碎 或 咀 嚼	出 血、感 染、骨 髓 抑 制、肾 毒 性、第 二 原 发 恶 性 肿 瘤、胚 胎-胎 儿 毒 性;有 CLL 患 者 中 最 常 见 的 不 良 反 应(≥20%)是 血 小 板 减 少、腹 泻、中 性 粒 细 胞 减 少、贫 血、上 呼 吸 道 感 染、疲 乏、肌 肉 骨 骼 痛、皮 疹、发 热、便 秘 等	储 存 在 室 温 20 ～ 25℃ 的 条 件 下。外 出 时 允 许 温 度 范 围 为 15 ～ 30℃

🍒 **联合用药注意事项**

（1）使用苯丁酸氮芥时,免疫受损患者不推荐免疫接种活疫苗。

（2）环磷酰胺与抗痛风药如别嘌醇、秋水仙碱、丙磺舒等同用时，应调整抗痛风药物的剂量；大剂量巴比妥类、皮质激素类药物可影响环磷酰胺的代谢，同时应用可增加环磷酰胺的急性毒性。

（3）不推荐氟达拉滨合用喷司他丁治疗CLL，可能会产生致命性肺毒性；双嘧达莫及其他腺苷吸收抑制剂可减弱氟达拉滨的治疗效果。

（4）依鲁替尼主要被细胞色素P450酶3A（CYP3A）代谢。避免与强或中度CYP3A抑制剂共同给药。如中度CYP3A抑制剂必须使用，需减少鲁替尼的剂量。

强CYP3A诱导剂（如卡马西平、利福平、苯妥英钠和贯叶金丝桃）会降低依鲁替尼的血药浓度，最好不要一同使用。请选择较弱的CYP3A诱导剂。

🐾 药物与饮食

在依鲁替尼治疗期间，最好不要吃葡萄柚或橙子一类的水果，以上药物对饮食没有特别要求，建议每天按时规律服用。

🐾 特殊人群用药指导

1. 老年人用药指导

（1）氟达拉滨用于老年人（75岁以上）的数据有限，因此这些患者使用氟达拉滨时应慎重。

（2）以上药物对老年人用药剂量未作特别说明，但需要注意的是，老年人肝肾功能多有不同程度的减退，与年轻患者相比出现不良反应的程度或概率更大，因此用药期间需加强监测。

2. 妊娠期及哺乳期妇女用药指导　　以上列出的药物，妊娠期及哺乳期妇女均不建议使用。

3.儿童用药指导

（1）依鲁替尼目前无儿童用药数据。

（2）苯丁酸氮芥在儿童中的剂量方案与成人相近。

4.合并其他疾病的特殊人群用药指导

（1）患肾病综合征的儿童，间歇高剂量苯丁酸氮芥治疗的患者和有癫痫史的患者用药时应严密监测后续用药情况，因其发生癫痫的危险性增加。

（2）严重骨髓功能障碍（血小板减少、贫血、粒细胞减少）、免疫缺陷或有机会性感染病史的患者应更加谨慎地使用氟达拉滨，并且在治疗前应认真权衡利弊。建议溶血的患者中断磷酸氟达拉滨的治疗。

温馨提示

（1）近期曾接受放射治疗或其他细胞毒类药物治疗的患者不宜使用苯丁酸氮芥。由于氮质血症也可引起骨髓抑制，故更应注意监测。

（2）服用环磷酰胺时，应鼓励患者多饮水，大剂量应用时应水化、利尿，同时给予尿路保护剂美司钠；当大剂量用药时，除应密切观察骨髓功能外，尤其要注意非血液学毒性如心肌炎、中毒性肝炎及肺纤维化等。

（3）在接受氟达拉滨治疗期间或治疗后，应该避免接种活疫苗；有生育功能的女性或男性在接受治疗期间或治疗后的6个月以内必须采取避孕措施。

（4）依鲁替尼服用时用一杯水送服胶囊，不要打开或咀嚼胶囊。如果某天漏服，则尽可能在当天补服，第二天恢复正常的服用时间。需要注意的是,对于丢失的药物计量,不应服用额外的依鲁替尼来弥补。

 用药案例与解析

乱停药,危害大

病史:张先生,65岁,1年前检查诊断为"慢性淋巴细胞白血病",当时无任何不适症状,门诊医师建议随诊。3个月前出现发热,体温最高在38.0℃以上,查血常规示白细胞40.8×10^9个/升,淋巴细胞38.6×10^9个/升,血红蛋白88克/升,血小板104×10^9个/升;血涂片中表现为小的成熟淋巴细胞;腹部超声示脾大;结合流式细胞术检测细胞免疫分型、FISH检测,诊断为慢性淋巴细胞白血病。给予磷酸氟达拉滨化疗1个疗程后患者体温逐渐平稳,体力状态好转,患者自行停药。1周前病情严重。

解析:该案例错误之处在于用磷酸氟达拉滨治疗疗程过短,自行停药。对CLL患者,磷酸氟达拉滨应一直用到取得最佳治疗效果(完全或部分缓解,通常需6个疗程)后,方可停用。

偶尔忘记服药

病史:唐女士,55岁,1个月前检查诊断为"慢性淋巴细胞白血病",医师医嘱服用依鲁替尼420毫克,口服,每天1

次,患者偶尔忘记服药,会于第二天多服一次。

解析:该案例错误之处在于依鲁替尼服用时对于丢失的药物计量,不应服用额外的依鲁替尼来弥补。如果某天漏服,则尽可能在当天补服,第二天恢复正常的服用时间。

用药常见问题解析

Q 服用依鲁替尼时,出现白细胞升高怎么处理?

答: 在开始服用依鲁替尼时,早期会有白细胞升高,一般在2个月后会得到改善,患者不必太过纠结白细胞。这是由于依鲁替尼对淋巴结和骨髓的压迫使得这部分白细胞进入血液,造成血白细胞升高。

刘媛媛　张燕娜

疾病三　慢性粒细胞性白血病

━━━━━━━━━━━━━━━━ 疾 病 概 述 ━━━━━━━━━━━━━━━━

🍀 概述

　　慢性粒细胞性白血病(chronic myelocytic leukemia, CML)，又称慢粒，是骨髓造血干细胞克隆性增殖形成的恶性肿瘤。CML于1845年由Gragie等首先记载。全球年发病率(1.6～2.0)/100 000。国内多地区流行病学调查显示，我国CML的发病率0.36/100 000，在各类白血病发病率中占第3位。本病可见于各年龄组，我国多见于中老年人，其中50～69岁年龄组形成一高峰。男性高于女性，男女比为3∶2。

🍀 发病原因

　　电离辐射，长期接触苯和接受化疗药物的肿瘤患者中CML发病率高。

🍀 临床表现

　　起病缓慢，早期常无自觉症状。患者可因健康检查或因其他疾病就医时才发现血象异常或脾大而被确诊。

1. 慢性期（CP）　　CP一般持续1～4年。患者有乏力、低热、多汗或盗汗、体重减轻等症状。常以脾脏肿大为最显著体征，常自觉左上腹坠胀感，如果发生脾梗死，则脾区压痛明显，并有摩擦音。当白细胞显著增高时，可有眼底充血及出血。白细胞极度增高时，可发生"白细胞瘀滞症"。

2. 加速期（AP）　　常有发热、虚弱、进行性体重下降、骨骼疼痛，逐渐出现贫血和出血。脾持续和进行性肿大，原来治疗有效的药物无效。AP可维持几个月到数年。外周血或骨髓原始细胞≥10%，外周血嗜碱性粒细胞>20%，不明原因的血小板进行性减少或增加。

3. 急变期（BP/BC）　　为CML的终末期，临床与急性白血病类似。多数急性粒细胞白血病变，少数为急性淋巴细胞白血病变或急性单核细胞白血病变，偶有巨核细胞及红细胞等类型的急性变。有不明原因的发热、脾进一步肿大；出现骨痛出血及髓外肿物等浸润现象，如淋巴结肿大、皮肤软组织肿块。急性变预后极差，往往在数月内死亡。

治疗

CML治疗应着重于慢性期早期，避免疾病转化，力争细胞遗传学和分子生物学水平的缓解，一旦进入加速期或急变期则预后很差。

1. 酪氨酸激酶抑制剂（TKI）　　慢性期CML患者首选TKI，推荐伊马替尼400毫克/天，治疗期间定期监测血液学、细胞遗传学及分子生物学反应，随时调整治疗方案。对于伊马替尼治疗不耐受和（或）耐药患者可以换用第2代TKI，如尼罗替尼、达沙替尼。对于既往没有使用过TKI的加速期患者也可以选择TKI治疗。

2. 异基因造血干细胞移植（allo-HSCT）　　自20世纪伊马替尼应用于CML，TKI逐渐取代allo-HSCT成为CML的一线治疗方案，但是作为目前唯一可治愈CML的治疗方案，allo-HSCT仍广泛应用于CML的治疗,特别是中国,CML发病年龄较西方国家显著偏低,年轻患者对疾病治愈有更高的需要。在TKI治疗时代,应当准确评估疾病状态,充分考虑TKI与allo-HSCT治疗对患者的风险与生存获益,结合患者意愿进行治疗选择。

3. 其他治疗　包括羟基脲、白消安、干扰物、阿糖胞苷、高三尖杉酯碱、靛玉红、异靛甲、二溴卫茅醇、6-巯嘌呤、美法仑、环磷酰胺、砷剂及其他联合化疗亦有效。一旦进入急变期,则按照急性白血病方案进行化疗。

预后

CML化疗后中位生存期为39～47个月,5年生存率为25%～35%,8年生存率8%～17%,个别可生存10～20年。尚无可靠的预测方法,但是大量研究证实,年龄、脾脏大小、血小板计数外周血或骨髓中原始细胞比例、嗜碱性粒细胞比例均为影响预后的因素。

预防

避免或减少有害物质,如放射性物质、化学物质、化学药物的接触。

药　物　治　疗

治疗目的

治疗CML的主要目的是达到细胞遗传学缓解和分子生物学缓解,争取让患者能够长期带病生存。

常用药物

慢性粒细胞白血病的药物治疗主要包括传统化疗药物、分子靶向治疗药物。

1. 口服传统化疗药物

1）烷化剂：见表18。

表18　常用口服烷化剂药物的特点

常用药物	适应证	禁忌证	服用时间	不良反应	储存条件
白消安	主要适用于慢性粒细胞性白血病的慢性期，对缺乏费城染色体Ph1患者效果不佳	可能增加胎儿死亡及先天畸形的危险，在妊娠初期3个月内禁用；既往对此药过敏的患者禁用	慢性粒细胞性白血病，每天总量4~6毫克/米²体表积，每天一次。如白细胞数下降至20×10⁹个/升，则需酌情停药。或给维持量每天或隔日1~2毫克，以维持白细胞计数在10×10⁹个/升左右	①可产生骨髓抑制。常见为粒细胞减少，血小板减少。严重者需及时停药。②长期服用或用药过量可致肺纤维化。③可有皮肤色素沉着，高尿酸血症及性功能减退，男性乳房女性化，睾丸萎缩，女性月经不调等	密封，在干燥处保存

2）DNA合成抑制剂：见表19。

表19　常用口服DNA合成抑制剂的特点

常用药物	适应证	禁忌证	服用时间	不良反应	储存条件
羟基脲	对慢性粒细胞性白血病有效，并可用于对白消安耐药的CML；对加速期患者效果差，对急变期基本无效	水痘、带状疱疹及各种严重感染禁用	口服，CML每20~60毫克/千克，每周2次，6周为1个疗程	①骨髓抑制为剂量限制性毒性，可致白细胞和血小板减少，停药后1~2周可恢复；②有时出现胃肠道反应，尚有致睾丸萎缩和致畸胎的报道；③偶有中枢神经系统症状和脱发，亦有本药引起药物性发热的报道，重复给药时可再出现	遮光，密封保存

2. 口服分子靶向治疗药物

1）第一代酪氨酶激酶抑制剂（TKI）：见表20。

表20　常用口服第一代酪氨酶激酶抑制剂的药物特点

常用药物	适应证	禁忌证	服用时间	不良反应	储存条件
伊马替尼	治疗费城染色体阳性的慢性髓性白血病（Ph+CML）的慢性期、加速期或急变期	对本药活性物质或任何赋形剂成分过敏者禁用	临床治疗慢性髓系白血病患者的首选推荐，通常成人每天1次，每次400毫克或600毫克，以及日服用量800毫克即400毫克剂量每天2次（在早上及晚上）；儿童和青少年每天1次或分2次服用（早晨和晚上）；不能吞咽药片的患者（包括儿童），可以将药片分散于不含气体的水或苹果汁中（100毫克约用50毫升，400毫克约用200毫升），应搅拌混悬液，一旦药片崩解完全应立即服用	常见不良反应有水潴留、周围水肿、疲劳；中性粒细胞减少、血小板减少和贫血；头痛；恶心、呕吐、腹泻、消化不良、腹痛；周身水肿、皮炎、湿疹、皮疹；疼痛性肌痉挛、骨骼肌肉痛包括肌痛、关节痛、骨痛等	密封保存

2）第二代酪氨酸激酶抑制剂（TKI）：见表21。

表21　常用口服第二代酪氨酸激酶抑制剂的药物特点

常用药物	适应证	禁忌证	服用时间	不良反应	储存条件
尼洛替尼	对既往治疗（包括伊马替尼）耐药或不耐受的费城染色体阳性的慢性髓性白血病慢性期或加速期成人患者	对本品活性物质或任何赋形剂成分过敏者；伴有低钾血症、低镁血症或长Q-T综合征的患者禁用	推荐剂量为每天2次，每次400毫克，间隔约12小时，饭前至少1小时之前或饭后至少2小时之后服用	主要不良反应是骨髓抑制（包括血小板减少症、中性粒细胞减少症和贫血）；皮疹、瘙痒、恶心、头痛、疲劳、便秘和腹泻，这些不良反应多数是轻度到中度	30℃以下保存
达沙替尼	用于治疗对甲磺酸伊马替尼耐药，或不耐受的费城染色体阳性慢性髓细胞白血病慢性期、加速期和急变期（急粒变和急淋变）成年患者	对达沙替尼或任何一种辅料过敏的患者，禁用本品	Ph+慢性期CML的患者推荐起始剂量为达沙替尼100毫克，每天1次，口服，服用时间应当一致，早上或晚上均可；Ph+加速期、急变期（急粒变和急淋变）CML的患者推荐起始剂量为70毫克，每天2次，分别于早晚口服	最常见的不良反应包括体液潴留（包括胸腔积液）、腹泻、头痛、恶心、皮疹、呼吸困难、出血、疲劳、肌肉骨骼疼痛、感染、呕吐、咳嗽、腹痛和发热	30℃以下保存

🌱**联合用药注意事项**

（1）羟基脲可能减少5-氟尿嘧啶转变为活性代谢物（Fd-UMP），两者并用应慎重；本品对中枢神经系统有抑制作用，故用本品时慎用巴比妥类、安定类、麻醉药等；本品有可能提高患者血中尿酸的浓度，故与别嘌醇、秋水仙碱、丙磺舒等合用治疗痛风时，须调整上述药物剂量。

（2）伊马替尼/尼洛替尼同时服用CYP3A4抑制剂（酮康唑）后，药物暴露量显著增加。应避免伊马替尼/尼洛替尼与CYP3A4诱导剂（如卡马西平、苯妥英钠、苯巴比妥）同时服用，以免降低血药浓度，降低疗效。

（3）吡咯类抗真菌药、大环内酯类抗生素、HIV-蛋白酶抑制剂或奈法唑酮会导致达沙替尼的血药浓度升高。卡马西平、地塞米松、苯巴比妥、苯妥英钠、利福平、抗酸剂和质子泵抑制剂会导致达沙替尼的血药浓度降低。

🍀 药物与饮食

（1）伊马替尼应在进餐时服用，并饮一大杯水，以使胃肠道紊乱的风险降到最小。

（2）尼洛替尼空腹服用（饭前至少1小时之前或饭后至少2小时之后用水完整吞服）。

🍀 特殊人群用药指导

1. 老年人用药指导　以上药物对老年人用药剂量未作特别说明。但需要注意的是，老年人肝、肾功能多有不同程度的减退，与年轻患者相比出现不良反应的程度或概率更大，因此用药期间需加强监测。

2. 妊娠期及哺乳期妇女用药指导　以上列出的药物，妊娠期及哺乳期妇女均不建议使用。

3. 儿童用药指导　应用伊马替尼时，需严密监测儿童患者的疗效和安全性，必要时及时调整剂量。本品用于3岁以上儿童及青少年的安全有效性信息主要来自国外临床研究数据。尚无3

岁以下儿童治疗的经验。

4.合并其他疾病的特殊人群用药指导

（1）在骨髓增殖异常的患者中，使用羟基脲出现了皮肤血管毒性反应，包括血管溃疡和血管坏死，报道出现血管毒性的患者大多数曾经或者正在接受干扰素治疗。如果使用羟基脲发生血管溃疡或者坏死，应当停止用药。

（2）应用伊马替尼时，有心脏病、心力衰竭风险因素或肾衰竭病史的患者，需进行密切监测；对任何有心力衰竭或肾衰竭体征或症状的患者要进行评价与治疗；青光眼的患者也应慎用；肝功能损害者慎用本品。

（3）尼洛替尼慎用于有胰腺炎病史的患者，应该定期监测血清脂肪酶水平；肝功能损害的患者谨慎使用；对于有遗传性半乳糖不耐受问题、严重的乳糖缺陷或葡萄糖-半乳糖吸收障碍的患者不推荐使用本品；驾驶或操作机器时应该谨慎。

（4）达沙替尼应慎用于肝功能损害的患者；慎用于出现或可能出现Q-T延长的患者；对于那些伴有心功能不全症状或体征的患者需进行监测并给予适当治疗；有罕见的遗传性半乳糖耐受不良、Lapp乳糖酶缺乏症或葡萄糖-半乳糖吸收不良的患者不应服用本品；在驾驶汽车或操作机器时应当谨慎。

温 馨 提 示

（1）烷化剂白消安治疗前及治疗中应严密观察血象及肝肾功能的变化，及时调整剂量；建议多摄入液体并碱化尿液或服用别嘌醇以防止高尿酸血症及尿酸性肾病的发生；发现粒细胞或血小板迅速大幅度下降时应立即停药或减量，以防止出现严重骨髓抑制。

（2）服用DNA合成抑制剂羟基脲可使患者免疫功能受到抑制，故用药期间避免接种疫苗，一般停药3个月至1年才可考虑接种疫苗。

（3）口服分子靶向治疗药物时，应定期检查血象，定期进行肝功能检测。

🍂 用药案例与解析

随意减量药物剂量

病史：程女士，61岁，诊断为慢性粒细胞性白血病2年余，确诊后一直服用甲磺酸伊马替尼片0.4克，一天两次，口服。患者1周前骨髓穿刺检查结果为阳性，血常规显示白细胞偏低，因无力承担高额费用，患者未经医师同意，擅自将伊马替尼剂量减为0.2克，一天两次，口服。

解析：本案例错误之处在于患者擅自将伊马替尼剂量减少。通常成人每天1次，每次400毫克或600毫克，以及日服用量800毫克即400毫克剂量每天2次（在早上及晚上）。患者自行将药物减量，剂量太低达不到有效血药浓度，影响疗效。

一知半解，食物与药物同服

病史：龚先生，47岁，乏力、低热、脾增大至脐水平以下

6个月余。血常规化验结果如下：红细胞3.7×10^{12}个/升，血红蛋白100克/升，白细胞130×10^{9}个/升，血小板计数100×10^{9}个/升。末梢血采样后人工镜检分类：中性粒细胞90%，以中性中幼、晚幼和杆状核粒细胞居多，嗜酸性粒细胞3%，嗜碱性粒细胞5%，淋巴细胞2%。进一步做骨髓穿刺阳性确诊为慢性粒细胞性白血病，医嘱给药尼洛替尼每天2次，每次400毫克，间隔约12小时。患者自觉有胃病，服用时与食物同服。

解析：该案例错误之处在于服用时与食物同服。尼洛替尼的说明书中明确规定空腹服用（饭前至少1小时之前或饭后至少2小时之后用水完整吞服）。故患者不可自行判断，服用方法错误，以免药物影响疗效，耽误病情。

案·例·3

药物相互作用不可忽视

病史：黄先生，56岁，确诊为慢性粒细胞性白血病慢性期，医嘱给药羟基脲口服，每次2.4克，每周2次，6周为1个疗程，在服药第一疗程中，黄先生由于焦虑严重失眠，自行服用地西泮片。

解析：本案例错误之处在于患者在服用羟基脲期间，自行服用了地西泮片。羟基脲对中枢神经系统有抑制作用，故用本品时慎用巴比妥类、安定类、麻醉药等。

用药常见问题解析

Q1 患者使用伊马替尼治疗CML时是否会产生耐药,如何定义?

答： 患者在使用伊马替尼治疗CML时有可能产生耐药。耐药是指伊马替尼治疗3个月未能达到完全血液学缓解、治疗6个月未能达到细胞遗传学缓解或治疗12个月未能达到主要细胞遗传学缓解,失去已经获得的完全血液学缓解或细胞遗传学缓解、疾病进展或出现耐药的BCR-ABL激酶突变。对伊马替尼不耐受是指尽管采用了最佳支持治疗,在任何剂量和(或)治疗期间,患者仍由于3或4级不良事件的持续存在而中止伊马替尼治疗;或者尽管采用了最佳支持治疗,与伊马替尼治疗相关的2级不良事件仍持续时间≥1个月,或反复发生超过3次,不论是否剂量减少或中止治疗。

Q2 对达沙替尼治疗CML时引起的不良反应——体液潴留的范围以及如何处理?

答： 不良反应如胸腔积液、腹水、肺水肿和伴或不伴浅表性水肿的心包积液被统一描述为"体液潴留"。体液潴留的常规处理方法是支持治疗,包括利尿剂或短期的激素治疗。

刘媛媛　张燕娜

疾病四　多发性骨髓瘤

概述

多发性骨髓瘤（multiple myeloma, MM）是一种克隆性浆细胞异常增殖的恶性疾病。是血液系统第2位常见的恶性肿瘤，目前仍是无法治愈的疾病。我国MM发病率约为1/100 000，低于西方工业发达国家（约4/100 000）。发病年龄大多在50～60岁，40岁以下者较少见，男女之比为3∶2。

病因和发病机制

病因不明。有学者认为人类8型疱疹病毒（human herpes virus-8, HHV-8）参与了MM的发生。骨髓瘤细胞起源于B记忆细胞或幼浆细胞。细胞因子白介素-6（IL-6）是促进B细胞分化成浆细胞的调节因子。进展性MM患者骨髓中IL-6异常升高，提示以IL-6为中心的细胞因子失调导致骨髓瘤细胞增生。

临床表现

多发性骨髓瘤最常见的症状是贫血、肾功能不全、感染或骨破坏相关的症状。常见有：① 骨骼症状，如骨痛、局部肿块、病理性骨折，可合并截瘫。② 免疫力下降，如反复细菌性肺炎和（或）尿路感染，败血症；病毒感染以带状疱疹多见。③ 贫血，如正细胞正色素性贫血，少数合并白细胞减少和（或）血小板减少。④ 高钙血症，如有呕吐、乏力、意识模糊、多尿或便秘等症状。⑤ 肾功能损害，如轻链管型肾病，是导致肾衰竭的最常见原因。⑥ 高黏滞综合征，可有头昏、眩晕、眼花、耳鸣，可突然发生意识障碍、手指麻木、冠状动脉供血不足、慢性心力衰竭等症状。此外，部分患者的M成分为冷球蛋白，引起微循环障碍，出现雷诺现象。⑦ 其他：有淀粉样变性者可表现为舌肥大、腮腺肿大、心脏扩大、腹泻或便秘、肝脾肿大及外周神经病等；晚期患者可有出血倾向。

🍑 治疗

对于无症状或无进展的骨髓瘤患者，均可不治疗，但如果疾病进展及有症状的患者则需要治疗。

1. 化学治疗　　常用药物包括以下3种。

（1）靶向药物：目前主要为蛋白酶体抑制剂（硼替佐米、卡非佐米）和免疫调节剂（沙利度胺、来那度胺或泊马度胺）两种。

（2）传统化疗药物：包括美法仑、阿霉素和环磷酰胺等。

（3）糖皮质激素：如地塞米松、强的松等。已证明，含有蛋白酶体抑制剂/免疫调节剂新药方案的疗效明显优于传统化疗方案。故MM患者应尽量采用包含蛋白酶体抑制剂/免疫调节剂新药的方案治疗。

2. 自身造血干细胞移植　　对于年龄<65岁的患者，尤其是<55岁的患者，应争取自体外周血干细胞移植（autologous peripheral blood stem cell transplantation，APBSCT），干细胞采集要在烷化剂

治疗前进行,以免损伤干细胞。

3. 支持治疗　　在化疗基础上进行。

（1）骨病的治疗：① 双膦酸盐药物的使用包括氯膦酸二钠、帕米膦酸二钠、唑来膦酸、伊班膦酸。静脉制剂使用时严格掌握输注时间,使用前后注意监测肾功能,总使用时间不要超过两年,如在2年以后仍有活动性骨损害,可间断使用。帕米膦酸二钠或唑来膦酸有引起颌骨坏死以及加重肾功能损害的可能。② 在有长骨病理性骨折或脊柱骨折压迫脊髓可行手术治疗,有症状的脊柱压缩性骨折可行脊柱后凸成形术。③ 剧烈的疼痛,止痛效果不佳时,可以局部低剂量放疗,在干细胞采集前,避免全身放疗。

（2）高钙血症：① 水化、利尿的日补液2 000～3 000毫升;保持尿量>1 500毫升/天；② 使用双膦酸盐；③ 糖皮质激素和(或)降钙素。

（3）贫血：可考虑促红细胞生成素治疗。

（4）肾功能不全：① 水化利尿,减少尿酸形成和促进尿酸排泄；② 有肾衰竭者,应积极透析；③ 慎用非甾体类消炎镇痛药；④ 避免静脉肾盂造影。

（5）感染：积极治疗各种感染,按免疫低下原则进行处理。

（6）高黏滞血症：血浆置换可用于有症状的高黏滞综合征患者。

🍂 预后

与患者的年龄,浆细胞数,疾病的分期及某些染色体异常密切相关。

🍂 预防

本病的发生与环境、饮食等因素有关,故需预防本病发生。增强患者的体质，积极治疗慢性疾患，避免射线及化疗毒物的接触，对于疾病的防治具有重要的意义。

药 物 治 疗

治疗目的

本病的治疗目的是提高完全缓解率，延长患者的生存期，减少或预防本病所引发的严重不良事件，如骨痛、病理性骨折、严重贫血、肾衰竭和高钙血症。治疗的客观有效率在50%以上。

常用药物

1. 靶向治疗药物　目前主要为蛋白酶体抑制剂（硼替佐米、卡非佐米）和免疫调节剂（沙利度胺、来那度胺）两种；目前能够获得高缓解率的诱导方案包括以硼替佐米、卡非佐米、来那度胺、沙利度胺为基础的方案，其中硼替佐米、卡非佐米为静脉用药，口服治疗药物见表22。

表22　多发性骨髓瘤常用口服靶向治疗药物的特点

常用药物	适应证	禁忌证	服用时间	不良反应	储存条件
沙利度胺	沙利度胺单用或者联合地塞米松可以用于治疗未治疗过的多发性骨髓瘤	孕妇及哺乳期妇女禁用；儿童禁用；对本品过敏者禁用；本品可导致倦怠和嗜睡，从事危险工作者禁用，如驾驶员、机器操纵者等	口服，起始剂量为每天200毫克，其后根据患者的耐受性，可按每周增加100毫克的速度，将剂量增加至每天最大剂量800毫克；每天晚上口服	对胎儿有严重致畸作用；皮疹，过敏反应等；胃肠道毒性；周围神经病变；嗜睡等	避光，密封保存

（续表）

常用药物	适应证	禁忌证	服用时间	不良反应	储存条件
来那度胺	与地塞米松合用,治疗曾接受过至少一种疗法的复发/难治性多发性骨髓瘤的成年患者	妊娠期或哺乳期妇女禁用;未达到所有避孕要求可能妊娠的女性禁用;对本品活性成分或其中任何辅料过敏者禁用	推荐起始剂量为25毫克。在每个重复28天周期里的第1~21天,每天口服本品25毫克,直至疾病进展;肾功能不全,需要进行剂量调整。每天晚上口服或遵医嘱	①常见不良反应:胃肠道功能紊乱、疲乏、中性粒细胞减少、肌肉痉挛、贫血、血小板减少、皮疹、瘙痒。②严重不良反应:静脉血栓,如深静脉血栓、肺栓塞;Ⅳ级中性粒细胞减少;贫血;肺炎	密封,常温(15~30℃)保存

2. 传统化疗药物　包括美法仑、环磷酰胺和阿霉素类等;口服治疗药物如下,见表23。

表23　多发性骨髓瘤传统口服化疗药物的特点

常用药物	适应证	禁忌证	服用时间	不良反应	储存条件
美法仑	美法仑单独应用或与其他药物合用,用于不能耐受移植的多发性骨髓瘤患者	对本方案活性成分或其中任何辅料产生严重不良反应或过敏的患者禁用	有多种治疗方案,应遵医嘱。典型的给药剂量是:每天每千克体重0.15毫克,分次服用,连用4天,6周后重复下一疗程。对于MPT方案:美法仑每天每千克体重0.25毫克口服,连用4天,6周后重复下一疗程	主要不良反应为便秘、乏力、水肿、头晕、感染、血液学毒性等,但均较轻微(1~2级);多数患者表现为轻微乏力、食欲缺乏等症状,可逐渐耐受并缓解;少数患者出现恶心、腹胀症状	2~8℃保存

常用药物	适应证	禁忌证	服用时间	不良反应	储存条件
环磷酰胺片	目前广泛应用的抗癌药物，对恶性淋巴瘤、急性或慢性淋巴细胞白血病、多发性骨髓瘤有较好的疗效	对本品过敏者禁用；妊娠及哺乳期妇女禁用；凡有骨髓抑制、感染、肝肾功能损害者禁用或慎用	成人常用量：口服每天每千克体重2～4毫克，连用10～14天，休息1～2周重复。儿童常用量：口服每天每千克体重2～6毫克，连用10～14天，休息1～2周重复	常见的不良反应有骨髓抑制、肝功能损伤、胃肠道反应、出血性膀胱炎；此外还有脱发、口腔炎、中毒性肝炎、皮肤色素沉着、月经紊乱、无精子或精子减少及肺纤维化等	密封，置阴凉处

3. 糖皮质激素类　　见表24。

表24　多发性骨髓瘤常用口服糖皮质激素类药物的特点

常用药物	适应证	禁忌证	服用时间	不良反应	储存条件
地塞米松片	地塞米松片联合沙利度胺可以用于治疗未治疗过的多发性骨髓瘤；地塞米松片联合来那度胺治疗曾接受过至少一种疗法的复发/难治性多发性骨髓瘤的成年患者	对本品及肾上腺皮质激素类药物有过敏史患者禁用；高血压、血栓症、胃与十二指肠溃疡、精神病、电解质代谢异常、心肌梗死、内脏手术、青光眼等患者一般不宜使用	治疗急性白血病、恶性肿瘤，根据化疗方案，每天早晨8点口服，疗程剂量根据化疗方案定	本品较大剂量易引起糖尿病、骨质疏松、消化道溃疡和类库欣综合征症状，对下丘脑—垂体—肾上腺轴抑制作用较强；并发感染为主要不良反应	遮光，密封保存
泼尼松片	MPT方案（美法仑＋泼尼松＋沙利度胺）以及MPB方案（美法仑＋泼尼松＋硼替佐米）的重要组成，对多发性骨髓瘤有良好的治疗作用	对本品及肾上腺皮质激素类药物有过敏史患者禁用；高血压、血栓症、胃与十二指肠溃疡、精神病、电解质代谢异常、心肌梗死、内脏手术、青光眼等患者一般不宜使用	根据化疗方案，每天早晨8点口服，疗程剂量根据化疗方案定	本品较大剂量易引起糖尿病、消化道溃疡和类库欣综合征症状，对下丘脑—垂体—肾上腺轴抑制作用较强。并发感染为主要的不良反应	遮光，密封保存

🍀 联合用药注意事项

（1）硼替佐米应避免与贯叶金丝桃联合使用；不宜与强效的 CYP3A4 诱导剂如苯妥英钠、卡马西平、利福平、利福布汀、利福喷汀和苯巴比妥等联合使用。

（2）使用沙利度胺时需要考虑个体因素，必须权衡沙利度胺/地塞米松联合时的高缓解率和增加的不良反应。沙利度胺能增强其他中枢抑制剂，尤其是巴比妥类药的作用。

（3）当给予来那度胺和地塞米松治疗时，推荐预防性抗凝。

（4）在使用沙利度胺、来那度胺期间，若存在肾功能不全患者，应保持水化，避免使用如阿司匹林、对乙酰氨基酚、布洛芬等非甾体类抗炎药物，避免使用静脉造影剂。

（5）环磷酰胺可使血清中假胆碱酯酶减少，使血清尿酸水平增高，因此，与抗痛风药如别嘌醇、秋水仙碱、丙磺舒等同用时，应调整抗痛风药物的剂量。此外，也可加强琥珀胆碱的神经肌肉阻滞作用，可使呼吸暂停延长。环磷酰胺可抑制胆碱酯酶活性，因而延长可卡因的作用并增加毒性。大剂量巴比妥类、皮质激素类药物可影响环磷酰胺的代谢，同时应用可增加环磷酰胺的急性毒性。

（6）醋酸泼尼松与许多药物存在相互作用：① 解热镇痛药如布洛芬、对乙酰氨基酸等可加强其致溃疡作用；与麻黄碱合用，可增强其代谢清除，与水杨酸盐合用，可减少血浆水杨酸盐的浓度；可增加对乙酰氨基酚的肝毒性。② 如果同时抗结核治疗，泼尼松可增加异烟肼在肝脏的代谢和排泄，降低异烟肼的血药浓度和疗效。③ 与两性霉素 B 或碳酸酐酶抑制剂合用，可加重低钾血症，长期与碳酸酐酶抑制剂合用，易发生低血钙和骨质疏松。④ 与抗胆碱能药（如阿托品）长期合用，可致眼压增高。⑤ 三环类抗抑郁药如阿普唑仑片可使其引起的精神症状加重。⑥ 与降糖药如胰岛素合用时,因可使糖尿病患者血糖升高,应适当调整降糖药剂量。⑦ 甲状腺激素可使其代谢清除率增加,故甲状腺激素或抗甲状腺药与其合用,应适当调整后者的剂量。⑧ 与强心苷合用,可增加洋地黄毒性及心律失常的发生。⑨ 与排钾利尿药合用,可致严重低血钾,并由于水钠潴留而减弱利尿药的排钠利尿效应。

（7）地塞米松与巴比妥类、苯妥英钠、利福平同服,本品代谢促进作用减弱;与水杨酸类药合用,可降低水杨酸盐的血药浓度;可减弱抗凝血剂、口服降糖药作用,应调整剂量;与利尿剂(保钾利尿剂螺内酯等除外)合用可引起低钾血症,应注意用量。

🍀 药物与饮食

（1）茶多酚可与硼替佐米中硼酸发生化学反应使之灭活,故用药期间不要饮茶,尤其是绿茶。

（2）环磷酰胺的代谢产物对尿路有刺激性,服用期间应多饮水。

（3）药物与饮食没有特别要求,建议每天按时规律服用。

🍀 特殊人群用药指导

1. 老年人用药指导

（1）老年患者慎用沙利度胺。

（2）老年患者肾功能下降,所以在选择来那度胺剂量时应谨慎并对肾功能进行监测。

（3）以上列出的药物对老年人用药剂量未作特别说明,但需要注意的是老年人肝肾功能多有不同程度的减退,与年轻患者相比出现不良反应的程度或概率更大,因此用药期间需加强血药浓度监测。

2.妊娠期及哺乳期妇女用药指导

（1）沙利度胺和来那度胺可致胎儿畸形，妊娠期及哺乳期妇女禁用，生育期妇女使用一定要采取避孕措施。

（2）建议接受美法仑治疗的患者采取充分的避孕措施。但鉴于美法仑的致遗传突变性和其化学结构与已知的其他致畸化合物相似，推测美法仑可能会导致患者的后代先天缺陷。任何有可能妊娠的患者，应禁用美法仑，尤其在妊娠3个月内。任何病例均应谨慎权衡用药对胎儿的潜在危险和对母亲可以预期的益处。使用美法仑的母亲不能哺乳。

（3）环磷酰胺妊娠期及哺乳期妇女禁用。

3.合并其他疾病的特殊人群用药指导

（1）硼替佐米与带状疱疹相关，预防性使用阿昔洛韦，可以降低硼替佐米相关性带状疱疹的发生率。

（2）硼替佐米和口服降糖药合用时会出现低血糖症或高血糖症，合用时应密切监测血糖水平并注意调节抗糖尿病药的剂量。

（3）硼替佐米的深静脉血栓（deep venous thrombosis，DVT）风险较低，但周围神经病变和胃肠道不良反应的风险较高。

（4）沙利度胺有较高的深静脉血栓风险，因此强烈推荐在使用MPT方案诱导化疗时给予预防性抗凝。

（5）来那度胺胶囊中含有乳糖。对乳糖不能耐受患者，应评估使用本品治疗的风险效益比。

（6）肾功能不全患者：依据目前建立的药动学数据，对中度至重度肾功能不全患者口服美法仑，并非绝对推荐降低剂量，但起始剂量需谨慎地降低。

（7）对于环磷酰胺，凡有骨髓抑制、感染、肝肾功能损害者禁用或慎用。

温馨提示

（1）以上药物，必须在有多发性骨髓瘤治疗经验的医师监督下开始并提供治疗用药。

（2）睡前口服沙利度胺，疗效较好；可导致倦怠和嗜睡，从事危险工作者禁用。

（3）来那度胺应每天同一时间段用水送服，不应打开、破坏和咀嚼胶囊，可与食物同服也可空腹服用。若某次错过规定的服药时间小于12小时，可补服。若错过的时间大于12小时，则不应再补服，而应在第二天的正常服药时间服用下一剂量。

（4）口服美法仑的吸收是易变的，为了确保达到可能的治疗水平。应谨慎增加剂量，直到出现骨髓抑制作用为止。在治疗期间，必须频繁监测血象。

（5）服用环磷酰胺时，应多饮水，同时给予尿路保护剂美司钠。当大剂量用药时，除应密切观察骨髓功能外，尤其要注意非血液学毒性如心肌炎、中毒性肝炎及肺纤维化等。

 用药案例与解析

案 例 1

随意减量药物剂量

病史： 患者卢先生，52岁，165厘米，体重68千克，诊断为多发性骨髓瘤3年余，患者行6个周期化疗结束后，院外期间一直口服沙利度胺维持治疗,期间每隔2个月返院复查1次,疗效评价维持稳定(SD)。继续口服沙利度胺片150毫克(6片)每次,每晚1次。患者觉得病情已经稳定,担心长期服药对身体带来损害,于是未经医师同意,擅自将沙利度胺剂量减为75毫克(3片),每天晚上口服1次。第三次返院复查,骨髓细胞学示:MM患者,此次髓象骨髓瘤细胞占42%。全身骨ECT示:颅骨、胸骨、双侧锁骨、多个胸椎、腰椎、右侧髂骨、两侧多根肋骨仍可见片状放射性浓聚灶;疾病进展明确。

解析:药物抗肿瘤治疗,疗效评价为稳定时,说明当前使用的药物对肿瘤敏感,并且按照当前的药物剂量服用,达到的血药浓度可以抑制肿瘤的增殖。应该按照当前的药物方案和剂量继续服用,才可到达最佳治疗效果。患者卢先生自行将药物减量,剂量太低达不到抑制肿瘤增殖的药物浓度,此时肿瘤就会趁机大量增殖,造成疾病的进展。此外,低剂量的抗肿瘤药物,还会诱导肿瘤细胞的耐药,造成化疗方案无效,肿瘤细胞迅速增殖,疾病进展。沙利度胺有一定的不良反应,如皮疹、过敏反应、胃肠道不适,头晕、倦怠、口干、口苦、便秘、食欲缺乏、周围神经病变等,一般患者均能耐受;如果上述症状严重影响到日常生活时,应该及时联系主管医师,跟医师汇报病情,由专业医师进行处理;或者及时到医院就诊。总而言之,不能随意停药或者调整剂量。

用药期间注意复查相关指标

病史：患者何先生，68岁，165厘米，体重58千克，诊断多发性骨髓瘤2年余，末次化疗后8个月余，先后行改良VAD方案化疗6个周期，6个周期后疗效评价为部分缓解（partial response，PR）。患者不同意行自体外周血造血干细胞移植巩固治疗，予唑来膦酸护骨治疗，院外继续口服沙利度胺维持治疗。1年内定期返院复查未见肿瘤进展征象。1年后复查考虑肿瘤复发，改行VAD方案化疗6周期，过程顺利。2周期、4周期及6周期后，疗效评价为病情稳定（stable disease，SD）。6周期化疗结束后，患者院外期间一直口服沙利度胺维持治疗，期间每2个月返院复查1次，疗效评价SD。第三次返院复查，辅助检查提示疾病进展，改行来那度胺联合地塞米松治疗：来那度胺片每次25毫克，每天1次，连续口服3周，休息1周。醋酸地塞米松片每次30毫克，餐后口服，每周1次，4周为1个疗程。院外口服来那度胺治疗期间，要求患者每周复查血常规，每2周复查一次肝功能，但患者出院后，由于就医不方便，因此并未按照医师的要求进行复查。患者服药至第三周之后出现周身乏力，随后发热，急诊入院。入院急查血常规白细胞0.87×10^9个/升（$4.0 \sim 10.0$），中性粒细胞绝对值0.43×10^9个/升（$2.0 \sim 7.7$），Ⅳ度骨髓抑制，伴发热。

解析：来那度胺是沙利度胺的类似物，具有抗肿瘤、抗血管生成、促红细胞生成和免疫调节等特性。来那度胺可抑制某些造血系统肿瘤细胞，但具有一定的不良反应。多发性骨髓瘤患者合并使用来那度胺和地塞米松时可导致Ⅳ度中性粒细胞减少，其主要的剂量限制性毒性包括中性粒细胞减少和血小板减少。因此，在使用此方案进行治疗期间，需要每周复查血常规，如白细胞低于3×10^9个/升，暂停来那度胺1周，待白细胞恢复正常后，继续口服。如血小板低于50×10^9个/升，立即返院治疗；如出现白细胞低于3×10^9个/升伴发热，立即返院治疗；每2周复查1次肝功能，如异常返当地医院治疗。以上注意事项已在出院医嘱中说明，但患者及其家属未予重视，没有按照医嘱进行复查，造成了严重的不良反应。

同时服药，需谨慎

病史：患者兰先生，男，52岁，身高178厘米，体重70千克，确诊多发性骨髓瘤1年余，自体外周血造血干细胞移植术后1个月余。先后行PAD方案化疗5周期，化疗过程顺利，2周期疗效评价PR，4周期疗效评价为完全缓解（complete remission，CR）。患者既往有多年高血压及糖尿病病史，血压最高200/110毫米汞柱，自服硝苯地平缓释片降压，血压控制尚可。出院后患者继续口服沙利度胺片150毫克（6片）每次，每晚1次，自服降血压药硝苯地平，10毫克/次，一天1次，同时服用降糖药阿卡波糖片50毫克/次，一天3次。因右腿疼痛，自行购买布洛芬止痛。患者于2017年10月10日回院行第6周期化疗，复查出现粒细胞缺乏、Ⅳ度血小板减少，出现血糖升高，空腹血糖（GLU0）6.16毫摩尔/升，餐后2小时血糖（GLU2）

18.87毫摩尔/升,胰岛素测定(餐后2小时)46.5微单位/毫升,C肽测定(餐后2小时)7.75纳克/毫升,OGTT试验提示2型糖尿病,头颅MR示颅内多发小缺血灶,初步诊断脑梗死。

解析:硼替佐米和口服降糖药合用时会出现低血糖症或高血糖症,合用时应密切监测血糖水平并注意调节抗糖尿病药的剂量。患者在院外服药期间,没有严格监测血糖水平并及时调整降糖药剂量,不但没有降血糖反而造成血糖升高。多发性骨髓瘤患者具有更大的静脉血栓栓塞风险,服用沙利度胺会引起外周神经病变,其早期有手足麻木、麻刺感或灼烧样痛感,患者出现右腿疼痛、轻微麻木,但不影响行走,属于正常用药不良反应,出现此症状时应及时联系主管医师,跟医师汇报病情,由专业医师进行处理;或者及时到医院就诊。并且为避免药物不良反应的发生,一般建议避免使用非甾体类抗炎药物。患者擅自使用布洛芬止痛,与沙利度胺合用增加了血栓栓塞风险。总之,药物相互作用影响甚大,同时服用多种药物时,需十分谨慎,最好先请示主管医师或专业医师或者药师,不可擅自盲目用药。

用 药 常 见 问 题 解 析

Q1 服用沙利度胺或者来那度胺时,为什么强调妊娠期及哺乳期妇女禁用,生育期妇女使用一定要采取避孕措施?

答: 来那度胺是沙利度胺的化学类似物,结构与沙利度胺相似,沙利度胺是一种已知的有人类致畸作用的活性物质,如果在妊娠期间服用，对未出生的胎儿会引起严重的出生缺陷和死亡。孕妇即使在妊娠期仅服用单剂量的本品也会引起严重的出生缺陷。目前尚不确定沙利度胺和沙利度胺是否通过人的乳汁分泌，因此建议哺乳期妇女在接受本品治疗期间停止哺乳。由于多发性骨髓瘤具有更大的静脉血栓栓塞风险，不建议将其与口服避孕药一同使用，有可能妊娠的女性应使用有效避孕措施。

Q2 无论是沙利度胺还是来那度胺，服药疗程较长，且要求固定时间服用，如果忘记按时间服药了该怎么办？

答： 无论是沙利度胺还是来那度胺，若某次错过规定的服药时间小于12小时，患者可补服该次用药。若某次错过规定的服药时间大于12小时，患者不应再补服该次用药，而应在第二天的正常服药时间服用下一剂量。不要因为漏服而同时服用2天的剂量，否则会因服用药物超量出现严重的不良反应。

Q3 患者张先生多发性骨髓瘤一直服用来那度胺，按医师要求到当地医院复查血常规，结果显示白细胞为 1.3×10^9 个/升（4.0～10.0）。张先生询问该结果是否正常，应如何处理？

答： 张先生目前白细胞计数为 1.3×10^9 个/升，属于Ⅲ度白细胞减少。白细胞减少时机体对病原体的清除功能下降，容易造成感染。因此建议张先生及时就诊，医师会视情况决定是否需要进行抗感染治疗及是否需要使用粒细胞集落刺激因子、粒细胞-巨噬细胞集落刺激因子升高白细胞数。另外，需采取适当措施，避免感染的发生，这些措施包括外出戴口罩，避免去人多的公共场所，避免接触不洁净食物，避免接种减毒活疫苗，注意居住环境的卫生，及时洗手等。

Q4 出现疼痛症状时，为什么不可随意使用止痛药？

答： 随着病情的进展，骨痛症状难以缓解，骨痛的程度不一。疼痛很重要的一点，就是不要自行使用非甾体消炎止痛药，如常见的布洛芬、对乙酰氨基酚等，因为这类药物有可能引起肾小管功能的进一步损害，而多发性骨髓瘤的患者是容易有肾脏损伤的，如自行乱用、滥用止痛药，可加重肾功能的损伤，有可能导致急性肾衰竭。因此，必须在专业人员的指导下使用止痛药。

刘媛媛　廖柳凤

疾病五 急性早幼粒细胞白血病

疾 病 概 述

🌑 概述

急性早幼粒细胞白血病（acute promyelocyte leukemia，APL）是一种有着特异基因与染色体改变的特殊类型急性白血病。临床表现凶险，起病及治疗过程中容易发生出血和栓塞而引起死亡。近20年来，由于全反式维A酸及砷剂的临床应用，APL已经成为可以治愈的白血病之一。APL易见于中青年人，平均发病年龄39岁，流行病学研究证实，国外APL发病率占同期白血病的5%～23.8%，占急性髓系白血病（AML）的6.2%～40.2%。国内多位专家学者报道发病率占同期急性白血病的3.3%～21.2%。

🌑 发病原因

原发性APL的病因目前尚未完全清楚，继发者常见于应用化疗和（或）放疗的肿瘤患者，也有应用烷化剂和拓扑异构酶Ⅱ抑制剂引起APL的报道。继发性APL的预后较好，其对治疗的反应和长期生存率与原发者相近。在APL中,17号染色体上的RARα与15号染色体上的PML相互易位,即发生t(15;17)(q22;q21)。PML和RARα的相互易位形成PML-RARα融合基因,通过组蛋白修饰和DNA甲基化表观遗传学机制抑制RARα靶基因的转录,阻断髓系分化的某些关键基因的表达。抑制了早幼粒细胞的分化成熟,并使其增殖,引起APL。

🦪 临床表现

急性早幼粒细胞白血病的临床表现正常骨髓造血功能衰竭相关的表现,如贫血、出血、感染;白血病细胞的浸润有关的表现,如肝脾和淋巴结肿大、骨痛等。除了这些白血病具有的一般白血病表现外,出血倾向是其主要的临床特点,有10%～20%的患者死于早期出血,弥散性血管内凝血(disseminated intravascular coagulation, DIC)的发生率高,大约60%的患者发生DIC。

🦪 治疗

目前维A酸(ATRA)诱导分化疗法主要用于APL,它通过促进APL细胞的分化、纠正出凝血机制的异常,避免化疗所致的骨髓抑制和诱发DIC的可能,使白血病的治疗出现了重大的突破,使APL的预后大为改观。一般主张在维A酸诱导分化疗法中合并化疗,方案中包括全反式维A酸(ATRA)联合柔红霉素或去甲氧柔红霉素和(或)阿糖胞苷;ATRA+亚砷酸或口服砷剂+蒽环类药物;ATRA联合亚砷酸或口服砷剂双诱导。诱导缓解后进行巩固化疗及维持治疗。维持治疗多采用ATRA和砷剂交替使用。

🐾 预后

以往APL的治疗效果差,病情凶险,随着对APL的细胞生物学的特性认识的不断提高和治疗方法的改进,使治疗结果和预后有了很大的改善,早期死亡率明显下降,持续缓解时间延长,是目前白血病治疗效果最好的一种类型。

—— 药 物 治 疗 ——

🐾 治疗目标

急性早幼粒细胞白血病(APL)是有别于所有其他类型的急性粒细胞白血病(AML),而且是有可能治愈的疾病。化学治疗的目的是清除白血病细胞克隆并重建骨髓正常造血功能。

🐾 常用药物

常用口服治疗药物见表25。

🐾 联合用药注意事项

(1)治疗APL采用ATRA诱导分化、亚砷酸诱导凋亡治疗时,根据治疗过程中白细胞数量变化加用一次细胞毒药物(柔红霉素);同时给予抗菌药物防治感染,给予止吐、保肝、水化、碱化、防治尿酸肾病等治疗措施防治相应脏器功能损伤。

(2)ATRA联合其他治疗可提高完全缓解率和无病生存期(disease free survival, DFS),还可降低RAS的发病率和死亡率。ATRA与谷维素、维生素B_1、维生素B_6等同服,可使头痛的症状减轻或消失。

表25　急性早幼粒细胞白血病常用口服治疗药物的特点

常用药物	适应证	禁忌证	服用时间	不良反应	储存条件
全反式维A酸(ATRA)	用于APL初治的首选诱导分化治疗药，ATRA能诱导常有PML－RARα融合基因的早幼粒细胞白细胞分化成熟，可在不出现骨髓抑制的情况下使白血病得到缓解	曾经对该药产生严重不良反应或有过敏史；哺乳期及妊娠期妇女；重度肝肾功能不全；不应与四环素以及维生素A同时使用	对于诱导治疗：按每天体表面积(20～45)毫克/米²体表面积，每天最高总剂量不超过120毫克，分2～4次口服，至完全缓解(CR)。对于维持治疗：按每天体表面积20～45毫克/米²，分2～4次口服，连续使用14天，停歇14天，再根据主管医师拟订的方案用药	白细胞升高；维A酸综合征；颅内高压综合征；高脂血症；胃肠道反应；肝功损害；口唇、皮肤干燥伴脱屑；头痛、头晕、关节酸痛	密封，在阴凉(不超过20℃)干燥处保存
砷剂	适用于急性早幼粒细胞白血病	严重的肝、肾功能损害者；妊娠期及长期接触砷或有砷中毒者；重度肝肾功能不全	对于诱导治疗：按每天60毫克/千克，口服至完全缓解。对于维持治疗，口服砷剂每天60毫克/千克×14天，间歇14天后同等剂量再用14天(第2～3个月)；完成8个循环周期(2年)(注：以口服砷剂达到CR的APL患者，需用3个疗程的蒽环类药物进行巩固维持治疗)	白细胞增高或降低；消化道反应；肝功肾功能损害；皮肤黏膜干燥、色素沉着，皮疹及手足麻木等；心悸、胸闷、心电图变化	密闭保存

（续表）

常用药物	适应证	禁忌证	服用时间	不良反应	储存条件
甲氨蝶呤片	各型急性白血病，特别是急性淋巴细胞白血病、恶性淋巴瘤，非霍奇金淋巴瘤和蕈样肉芽肿、多发性骨髓瘤	对本品高度过敏的患者禁用，妊娠期妇女禁用	口服成人一次5~10毫克，一天1次，每周1~2次，疗程安全量50~100毫克(20~40片)。用于急性淋巴细胞白血病维持治疗，一次15~20毫克/米²(6~8片)，每周1次	①胃肠道反应，如口腔溃疡、咽喉炎、恶心、呕吐、腹痛、腹泻、消化道出血；食欲减退等；②肝功能损害，如黄疸、转氨酶升高，长期口服可导致肝细胞坏死、脂肪肝、纤维化甚至肝硬化；③大剂量应用时，可导致高尿酸血症肾病；长期用药可引起咳嗽、气促、肺炎或肺纤维化：①骨髓抑制，主要为白细胞和血小板减少，长期口服小剂量可导致明显骨髓抑制，贫血和血小板下降而伴皮肤或脏内脏出血；⑤脱发，皮肤发红，瘙痒或皮疹	遮光，密闭保存
硫唑嘌呤片	适用于急性淋巴细胞白血病及急性非淋巴细胞白血病	对本品高度过敏者禁用，妊娠期妇女禁用	①开始每天2.5毫克/千克或80~100毫克/千克，一天1次或者分次口服。一般于用药后2~4周可见显效，如用药4周后，仍未见临床改进及白细胞数下降，可考虑在仔细观察下，加量至每天5毫克/千克；②维持：每天1.5~2.5毫克/千克或者分次口服；③小儿常用量：每天1.5~2.5毫克/千克或50~100毫克/米²，一天1次或者分次口服	较常见的为骨髓抑制：可有白细胞及血小板减少；肝脏损害：可致胆汁淤积出现黄疸；消化系统：恶心、呕吐、食欲减退、口腔炎、腹泻，但较少发生，可见于服药量过大的患者。高尿酸血症：多见于白血病治疗初期，严重的可发生尿酸性肾病；间质性肺炎及肺纤维化少见	遮光，密闭保存

（3）ATRA应避免与维生素A及四环素同服。服用ATRA出现不良反应时应及时联系主管医师，由主管医师经过专业评估后调整剂量，减少使用剂量，或者暂停使用。

（4）使用砷剂期间，不宜同时使用能延长Q-T间期的药物（一些抗心律失常药，硫利达嗪）或导致电解质异常的药物（利尿剂或两性霉素B）。

（5）甲氨蝶呤：① 服用甲氨蝶呤期间喝酒或服用其他对肝脏有损害药物，可增加肝脏的毒性。② 与保泰松和磺胺类药物同用后，可能会增高毒性反应。③ 口服卡那霉素可增加口服甲氨蝶呤的吸收，而口服新霉素钠可减少其吸收。④ 氨苯喋啶、乙胺嘧啶等药物与甲氨蝶呤同用可增加其毒副作用。⑤ 本品与门冬酰胺酶合用也可导致减效，如用后者10天后用本品，或于本品用药后24小时内给门冬酰胺酶，则可增效而减少对胃肠道和骨髓的毒副作用。

（6）别嘌醇可抑制巯嘌呤（后者是硫唑嘌呤的活性代谢物）代谢成无活性产物，结果使巯嘌呤的毒性增加，当两者必须同时服用时，硫唑嘌呤的剂量应该大大地减低；硫唑嘌呤能与巯基化合物如谷胱甘肽起反应，在组织中缓释出6-巯嘌呤而起到前体药物的作用。

药物与饮食

（1）白血病是严重消耗性疾病，特别是化疗/放疗的不良反应引起患者消化道黏膜炎及功能紊乱。应注意补充营养，维持水、电解质平衡，给患者高蛋白质、高热量、易消化食物，必要时经静脉补充营养。

（2）在服用砷剂的过程中，避免使用含硒药品及食用富含硒食品。

（3）其他药物与饮食没有特别要求,建议每天按时规律服用。

特殊人群用药指导

1. 老年人用药指导　　以上列出的药物对老年人用药剂量未作特别说明,但需要注意的是,老年人肝肾功能多有不同程度的减退,与年轻患者相比出现不良反应的程度或概率更大,因此用药期间需加强血药浓度监测。服用巯嘌呤时,需要加强支持治疗,并严密观察症状、体征及周围血管的动态改变。

2. 妊娠期及哺乳期妇女用药指导

（1）以上列出的药物,妊娠期及哺乳期妇女均不建议使用。

（2）ATRA有致畸作用。育龄妇女或其配偶在口服本品期间及服药前3个月和服药后1年内应严格避孕,育龄妇女服药前、停药后应再次进行妊娠试验检查。

（3）As_2O_3为医疗用毒性药品,必须在专科医师指导下使用,妊娠期妇女禁用,哺乳期妇女用药时则不宜哺乳,建议儿童不宜将本品作为首选药物治疗。

（4）甲氨蝶呤有致畸作用及从乳汁排出,故服药期间禁止妊娠及哺乳。

（5）巯嘌呤有增加胎儿死亡和先天性畸形的危险,故妊娠期妇女禁用。

3. 合并其他疾病的特殊人群用药指导

（1）ATRA可引起肝损害,肝、肾功能不良者慎用,严重肝功能损害者禁用。

（2）巯嘌呤片可致肝功能损害,故肝功能差者禁用。

温馨提示

（1）服用以上治疗APL药物均应在有经验的血液科医师严格监督下使用。

（2）口服ATRA出现头痛、头晕、口干、脱屑等不良反应时，控制剂量或同时服用谷维素、维生素B_1、维生素B_6等药物，可使头痛等反应减轻或消失。

（3）当骨髓已有显著的抑制现象，或出现相应的严重感染或明显的出血倾向；肝功能损害、胆道疾患者、有痛风病史、尿酸盐肾结石病史者，慎用巯嘌呤。

（4）用药期间应注意定期检查外周血象及肝、肾功能，每周应随访白细胞计数及分类、血小板计数、血红蛋白1～2次，对血细胞在短期内急骤下降者，应每天观察血象。

 用药案例与解析

 案·例

用药期间注意复查相关指标

病史：患儿朱某某，女，2岁7个月，身高88厘米，体重11千克。诊断急性早幼粒细胞白血病（高危组）明确，开始予维A酸＋亚砷酸方案诱导化疗，具体剂量为维A酸15毫克/天＋亚砷酸2毫克，第1～28天。1个化疗周期后，行腰穿＋鞘注（3毫升氯化钠＋地塞米松2.5毫克＋阿糖胞苷25毫克＋甲氨蝶呤9毫克）预防中枢神经系统白血病浸润，过程顺利,脑脊液回报无明显异常。患儿骨穿结果提示白血病缓解,开始予DA方案巩固化疗,具体剂量:柔红霉素20毫克(第1~3天)+阿糖胞苷100毫克(第1~7天)。化疗后复查血常规正常,无特殊不适,经请示上级医师后,予办理出院。出院带药:继续口服维A酸5毫克/次,每天2次;出院前复查血常规。出院医嘱:① 3天后返院复查血常规、肝肾功能、凝血功能,如有异常,至当地医院处理;如白细胞低于$4×10^9$个/升,可予重组人粒细胞刺激因子150微克,皮下注射,每天1次;② 1周后返院治疗。院外期间患儿家属觉得10天左右就返院了,没有必要再去复查血常规及肝肾功能,待返院后再复查。10天后入院复查患儿出现粒细胞缺乏、重度贫血合并发热,感染灶不明,患儿皮肤斑丘疹,经皮肤科会诊后考虑为湿疹样皮炎、头枕部皮疹为毛囊炎。

解析:维A酸诱导分化、亚砷酸诱导凋亡均对肝肾功能损害极大,常伴有粒细胞减少,白细胞升高或降低,血小板减少等,最终导致贫血等症状。必须按时复查血常规、肝肾功能、凝血功能,如有异常,必须立即停药处理或者加服用其他药物对症治疗,若出现异常症状未能处理并持续恶化,会加重疾病本身和新病出现可能性,导致机体免疫力降低、功能紊乱,增加感染风险。患儿本该3天复查1次血常规,出现症状立即处理,而拖至10天,使病情加重,重度贫血,合并感染。白血病系严重消耗性疾病,化疗的不良反应及易引起患者功能紊乱,必须密切关注病情及各指标情况。不可擅自做主不遵医嘱或不听医师建议。

———————— 用 药 常 见 问 题 解 析 ————————

Q1 维A酸综合征（RAS）的临床表现有哪些？有什么治疗措施？

答： RAS的临床表现为发热、体重增加、肌肉骨骼疼痛、呼吸窘迫、肺间质浸润、胸腔积液、心包积液、皮肤水肿、低血压、急性肾衰竭甚至死亡。治疗措施为暂时停服ATRA、吸氧、利尿、地塞米松10毫克静脉注射，每天2次，白细胞单采清除和化疗等。APL合并出血者，除服用ATRA外还需输注新鲜冰冻血浆和血小板。

Q2 服用As_2O_3对神经系统的损害有哪些？

答： 在用As_2O_3后10～20天出现多发性神经炎和多发性神经根炎症状。患者四肢疼痛、麻木，感觉由过敏或异常发展到痛、温、触觉的迟钝、消失，甚至感觉性共济失调。同时，有肢体无力、远端肌肉萎缩，可有明显的自主神经障碍。砷中毒性引起的周围神经炎与一般周围神经炎无区别。大约34%患者于用药的早期出现程度不等的一过性脑血管痉挛性头痛。

Q3 如何防治高尿酸血症肾病？

答： 应多饮水，最好在24小时持续静脉补液。使每小时尿量大于150毫升/米^{2}体表面积并保持碱性尿。在化疗同时给予别嘌醇每次100毫克，每天3次，以抑制尿酸合成。少数人对别嘌醇会出现严重皮肤过敏，应予注意，当出现少尿或无尿时，应按急性肾衰竭处理。

刘媛媛　廖柳凤

附　录

一、肿瘤日间病房

肿瘤日间病房

肿瘤日间病房是指肿瘤患者以"白天住院治疗，晚上回家休息"的方式轻松接收化疗、免疫、营养等治疗项目，日间诊疗模式不仅能节省医疗费用，还能减少患者发生院内感染的概率。对于肿瘤患者来说，通常化疗带来的心理折磨远大于身体摧残，晚上能回到温暖的家里可暂时忘却痛苦，得到高质量的休息，也能缓解家人的压力，降低对正常工作、生活的影响。当然，这种方式也是有缺点的，医护人员无法24小时不间断护理，一些药物的不良反应很有可能是在回到家里休息时才显现出来的，患者和家属如若未能及时发现进行处理可能会产生不良后果。因此，并不是所有的患者都适合日间化疗，肿瘤日间病房主要收治需要进行化疗、门诊放疗后增敏化疗的身体状况良好的肿瘤患者。同时要求患者能了解自身所用药物的储存条件、可能产生的不良反应和一些特别的注意事项，一旦发生能尽快联系医师及时处理。

二、镇痛、镇静药物

癌症疼痛治疗的主要目的是持续、有效地消除疼痛；将疼痛及抗癌治疗带来的心理负担降到最低；同时也最大限度地提高生活质量。

镇痛、镇静药物

三、止吐、止泻药物

化疗是目前治疗恶性肿瘤的有效手段之一，然而大部分化疗患者都会出现不同程度的恶心、呕吐（CINV）和腹泻。这一不良反应严重影响了患者的生活质量，也是很多肿瘤患者恐惧化疗的重要元凶之一。严重的恶心、呕吐和腹泻不仅能在短期内导致患者营养缺乏，脱水和电解质失衡，而且会降低患者对治疗的依从性，使患者拒绝进一步治疗，从而使肿瘤控制不理想。因此通过使用药物来预防或减少CINV和腹泻的发生成为肿瘤患者支持治疗的重要内容。此处对常用止吐、止泻药物的使用及其注意事项进行归类和阐述，旨在为肿瘤患者提供合理用药指导。

止吐、止泻药物

四、营养支持治疗药物

肿瘤患者的营养支持治疗已成为恶性肿瘤多学科综合治疗的重要组成部分，循证医学研究表明

营养支持治疗药物

营养支持治疗在肿瘤手术、化疗、放疗过程中起着重要的作用。营养支持治疗不同于手术、放疗、化疗、分子靶向药物治疗等抗肿瘤治疗方法，对肿瘤细胞没有直接杀灭作用，但改善肿瘤患者的营养状态可以提高免疫功能、纠正器官功能不全，大大提高患者对化、放疗的耐受性，有利于完成既定的治疗方案。

五、升白药物

升白药物

化疗是目前治疗恶性肿瘤的重要方法之一，现在使用的化疗药物中近90%会对骨髓造血系统存在不同程度的抑制作用。当外周血白细胞总数持续低于4×10^9个/升时，则称为白细胞减少症；当中性粒细胞绝对值低于$(1.8 \sim 2.0) \times 10^9$个/升时，称为粒细胞减少症；当中性粒细胞绝对值减少至低于$(0.5 \sim 1.0) \times 10^9$个/升时，称为粒细胞缺乏症。由于中性粒细胞占循环中白细胞的比例最高，当中性粒细胞减少或缺乏时，往往同时有白细胞减少。中性粒细胞减少是化疗导致的最严重的血液学毒性，中性粒细胞减少伴发热（febrile neutropenia, FN）是最主要的临床并发症。

白细胞减少时可伴发寒战、高热，较容易发生严重感染而致败血症或中毒性肝炎，口、鼻腔、皮肤、直肠和肛门黏膜可能会出现溃疡表现，白细胞减少的程度、持续时间与感染甚至死亡风险直接相关，严重影响了化疗药物相对剂量强度与既定周期，需要严密监测和及时的治疗。故在开始重复化疗周期前,可口服升白药物提升白细胞数量,待白细胞与粒细胞数量恢复至正常值,方可进行。

六、抗肿瘤中成药

肿瘤目前已经成为一种严重威胁人类生存健康的疾病,传统的手术、放化疗治疗存在不良反应大、患者生活质量差、生存期短等问题。而使用抗肿瘤中成药,旨在有效抗肿瘤的同时减轻患者的毒副反应、提高患者的机体免疫力和延长患者的生存期。

抗肿瘤中成药

参考文献

陈绍水,李宝生.肿瘤学.2版.北京:人民卫生出版社,2017.

储大同.当代肿瘤内科治疗方案评价.3版.北京:北京大学医学出版社,2010.

冯永,韩梅.肿瘤科护士安全用药手册.北京:中国医药科技出版社,2017.

葛均波,徐永健.内科学.8版.北京:人民卫生出版社,2013.

李小梅,陈小燕.肿瘤患者最佳止痛药物及方法.北京:人民卫生出版社,2009.

李治中.癌症·新知:科学终结恐慌.北京:清华大学出版社,2017.

汤钊猷.现代肿瘤学.3版.上海:复旦大学出版社,2011.

于世英,杜光,黄红兵.临床药物治疗学——肿瘤.北京:人民卫生出版社,2017.

周际昌.实用肿瘤内科学.2版.北京:人民卫生出版社,2005.

周际昌.实用肿瘤内科治疗.3版.北京:北京科学技术出版社,2010.

周文丽,臧远胜.肿瘤化疗一本通.上海:上海科学技术出版社,2017.

胡夕春,王杰军,常建华,等.癌症疼痛诊疗上海专家共识(2017年版).中国癌症杂志,2017,27(4):312-320.

李萍萍,吴晓明,刘端祺,等.北京市癌症疼痛管理规范(2017年版).中国疼痛医学杂志,2017,23(12):881-889.

林洪生,李萍萍,薛冬,等.肿瘤姑息治疗中成药使用专家共识(2013版).中国中西医结合杂志,2016,36(3):269-279.

石远凯,孙燕,刘彤华.中国恶性淋巴瘤诊疗规范(2015年版).中华肿瘤杂志,2015,37(2):148-158.

石远凯,孙燕,于金明.中国肺癌脑转移诊治专家共识(2017年版).中国肺癌杂志,2017,20(1):1-11.

张海燕,刘浩梅,赵雪梅.日间病房化疗药物静脉输注的安全管理.中国卫生产业,2016,13(3):162-164.

中国抗癌协会癌症康复与姑息治疗专业委员会.肿瘤治疗相关呕吐防治指南(2014版).临床肿瘤学杂志,2014,19(3):263-272.

中国抗癌协会鼻咽癌专业委员会.转移性鼻咽癌治疗专家共识.中华放射肿瘤学杂志,2018,27(1):23-28.

中国抗癌协会乳腺癌专业委员会.中国抗癌协会乳腺癌诊疗指南与规范(2017年版).中国癌症杂志,2017,27(9):695-760.

中国抗癌协会血液肿瘤专业委员会,中华医学会血液学分会白血病淋巴瘤学组,中国抗淋巴瘤联盟.套细胞淋巴瘤诊断与治疗中国专家共识(2016年版).中华血液学杂志,2016,37(9):735-741.

中国临床肿瘤学会甲状腺癌专业委员会.复发转移性分化型甲状腺癌诊治共识.中国癌症杂志,2015,25(7):481-496.

中国临床肿瘤学会指南工作委员会.肿瘤放化疗相关中性粒细胞减少症规范化管理指南.中华肿瘤杂志,2017,39(11).

中国医师协会血液科医师分会.中国多发性骨髓瘤诊治指南(2017年修订).中华内科杂志,2017,56(11):866-870.

中国医师协会肿瘤医师分会.中国抗癌协会肿瘤临床化疗专业委员会.中国表皮生长因子受体基因敏感性突变和间变淋巴瘤激酶融合基因阳性非小细胞肺癌诊断治疗指南(2015版).中华肿瘤杂志,2015,37(10):796-799.

中华医学会血液分学会.中国慢性淋巴细胞白血病/小淋巴细胞淋巴瘤的诊断与治疗指南(2015年版).中华血液学杂志,2015,36(10):809-813.

中华医学会血液学分会,中国抗癌协会淋巴瘤专业委员会.中国滤泡性淋巴瘤诊断与治疗指南(2013年版).中华血液学杂志,2013,34(9):820-824.

中华医学会血液学分会,中国抗癌协会淋巴瘤专业委员会.中国弥漫大B细胞淋巴瘤诊断与治疗指南(2013年版).中华血液学杂志,2013,34(9):816-819.

周晖,刘昀昀,林仲秋.2017NCCN宫颈癌临床实践指南解读.中国实用妇科与产科杂志,2017,33(1):100-107.

Jervoise Andreyev, Paul Ross, Clare Donnellan, et al.Guidance on the management of diarrhoea during cancer chemotherapy. Lancet Oncolgy,2014; 15: e447-460.